针灸问对

针\灸\经\典\医\籍\必\读\丛\书

明·汪机 撰

王春燕 李明燕 孙书恒 校注

中国健康传媒集团 ·北京
中国医药科技出版社

内 容 提 要

《针灸问对》又名《针灸问答》，由明代著名医家汪机（1463—1539）撰，成书于1530年。全书采用独特的问答形式，共分三卷：上卷主要讨论经络腧穴、针刺原理、针刺禁忌等基础理论，中卷重点剖析具体针刺技法，下卷系统论述灸法原理、材料选择、壮数多少、灸疮处理、适应证与禁忌证。此次校勘以明嘉靖十一年壬辰（1532）刻本为底本。本书可供中医药院校师生、临床和科研工作者，以及中医药爱好者阅读参考。

图书在版编目（CIP）数据

针灸问对／（明）汪机撰；王春燕，李明燕，孙书恒校注 . -- 北京：中国医药科技出版社，2025.9.
（针灸经典医籍必读丛书）. -- ISBN 978 - 7 - 5214 - 5461 - 1

Ⅰ. R245

中国国家版本馆 CIP 数据核字第 2025MN2078 号

美术编辑 陈君杞
版式设计 南博文化

出版 **中国健康传媒集团** | 中国医药科技出版社
地址 北京市海淀区文慧园北路甲 22 号
邮编 100082
电话 发行：010 - 62227427　邮购：010 - 62236938
网址 www. cmstp. com
规格 880 × 1230mm $\frac{1}{32}$
印张 3 $\frac{3}{8}$
字数 74 千字
版次 2025 年 9 月第 1 版
印次 2025 年 9 月第 1 次印刷
印刷 北京侨友印刷有限公司
经销 全国各地新华书店
书号 ISBN 978 - 7 - 5214 - 5461 - 1
定价 **25. 00 元**

获取新书信息、投稿、为图书纠错，请扫码联系我们。

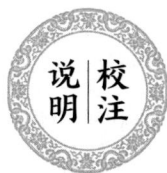

《针灸问对》，明代汪机撰。汪机（1463—1539），字省之，号石山居士，安徽祁门人。

本书采用问答的形式，共设问 85 个，内容涉及针灸理论、临床常见问题，以及脏腑经络、营卫气血等中医基本理论。宗《内经》《难经》之义，对前人及时人观点进行评论。书中观点明确，针砭时弊，笔锋犀利。

本次校勘以明嘉靖十一年壬辰（1532）刻本为底本，以《四库全书》文渊阁本为主校本，以《脉经》（明成化十年本）和人民卫生出版社 1991 年版《黄帝内经素问校释》《黄帝内经灵枢经校释》为参校本。

本次校勘具体处理原则如下。

1. 采用现代标点方法，对原书进行重新句读。

2. 原繁体竖排改为简体横排，原书中代表前文的"右""左"字，一律分别改为"上""下"字。

3. 底本中的异体字、古体字、俗写字等，统一以规范字律齐。

4. 对书中难字、生僻字采用汉语拼音注音并释字义。

5. 底本中明显的错讹之处，径改；凡底本与校本不同，显系底本错误者，则据校本改；凡底本与校本不同而文义皆通，或难以判定何者为是，可酌情出校记以存异；凡底本引用他书之处有删节或改动，不失原意者，不改动；凡底本无误，校本有误者，一律不出校记。

6. 本书内容有问答、注文、按语的不同。底本中问答为大字，注文为双行小字，按语大小字格式随其所在问答或注文中的不同而采用相应大小字。"机按""愚谓"为汪机所论，其余按语有些是直接录自他书，有些为汪机所言，不一而论。本次整理按语大小字格式与底本保持一致。

本次校注工作采用对校为主，点校为辅，慎用理校的方式进行，但限于各方面的条件，疏漏之处在所难免，请广大读者不吝指正，以利修正。

校注者
2025 年 6 月

刻《针灸问答》^① 叙

　　石山居士校集诸方书于朴墅精舍，南涧子过之，出示《针灸问答》一册。南涧子受读，作而言曰：嘻！余于斯集，重有感焉，是可刻也已。夫道，仁也；夫医，仁术也。术之神者，莫捷于针爇^②。盖人受天地一气以生，本自流通充溢，阏注羸痼，斯病矣。是故轩、岐、仓、扁针爇之说兴焉。方其心悟神遇，动会肯綮，游刃有间而目牛无全。夫亦善通天地一气，非外铄也。是故其为书也，言赜而粹，辞微而则，旨邃而玄。后世学无根要，遂苦其奥，置而不讲，徒夸于手法、取穴之末。若今之针爇家者，扣其所以，瞠目无对，无惑乎施之靡效尔！斯集也，汇为问答，粹以赜章，则以微著，玄以邃通。俾夫神于昔者神于今，完天和、溥仁术者，其斯取的无穷焉。又从而引伸触长，以仁夫身者仁其心，时其私曙而针爇之，认得为己之中，将周流动荡，无一息之匪仁，圣门求仁功夫，岂待别易涂辙！则夫斯集也，进于技而几于道矣，若彼支离色取日求仁，求仁者，其真为不知痛痒，乌足以语此？嘻！余于斯集，重有感焉，是可刻也已。居士姓汪氏，讳机，字省之，别号石山。凤业儒，医其余事，而他方书称是，已悉有刻云。

　　　　　　　　　　嘉靖壬辰年菊月南涧程镔子砺书

---

① 《针灸问答》：《针灸问对》又名《针灸问答》，下同。
② 爇（ruò）：用火烧针以刺激体表穴位。

序

　　客有过余者，坐间语及针灸，盛称姑苏之凌汉章、六合之李千户者，皆能驰名两京，延誉数郡，舍此他无闻焉。余曰：休歙有商于彼者，亦尝从之游而授其业矣，因得闻其详焉。语凌则曰熟于穴法，凡所点穴，不必揣按，虽隔衣针亦每中其穴也。语李则曰用意精专，凡所用穴，必须折量，以墨点记，方敢始下针也。余尝论之，凌则尚乎简略，李则尚乎谨密。取穴之法，简略者终不及谨密者之的确也。但《素》《难》所论针灸，必须察脉以审其病之在经在络，又须候气以察其邪之已至未来。不知二家之术亦皆本于《素》《难》否乎？客曰：皆非吾之所知也。余因有感，乃取《灵枢》《素》《难》及诸家针灸之书，穷搜博览，遇有论及针灸者，日逐笔录，积之盈箧①，不忍废弃，因复序次其说，设为问难，以著明之，遂用装潢成帖，名曰《针灸问答》，以便老景之检阅焉。庶或亦有补于针灸之万一也。后之精于此者，尚惟改而正之。幸甚！

　　　　　　嘉靖庚寅冬长至日祁门朴墅汪机省之序

---

① 箧（qiè）：小箱子。大曰箱，小曰箧。

目　录

卷之上

或曰：《内经》治病，汤液醪醴为甚少，所载服饵之法才一二，而灸者四五，其他则明针法，无虑十八九。厥后方药之说肆行，而针灸之法仅而获存者，何也？

曰：《内经》上古书也。上古之人，其知道乎？劳不至倦，逸不至流；食不肥鲜以戕其内，衣不蕴热以伤其外；起居有常，寒暑知避，恬憺虚无，精神内守，病安从生？虽有贼风虚邪，莫能深入，不过凑于皮肤，经滞气郁而已。以针行滞散郁，则病随已，何待于汤液醪醴耶？当今之世，道德已衰，以酒为浆，以妄为常，纵欲以竭其精，多虑以散其真，不知持满，不解御神，务快其心，逆于生乐，起居无节，寒暑不避，故病多从内生，外邪亦易中也。经曰：针刺治其外，汤液治其内。病既属内，非借汤液之荡涤，岂能济乎？此和、缓以后，方药盛行而针灸罕用者，实由世不古若，人非昔比。病有深浅，治有内外，非针灸宜于古而不宜于今，汤液宜于今而不宜于古也。经曰：上古作汤液，为而弗服；中古之时，服之万全；当今之世，必齐毒药攻其中，针灸治其外，虽形弊血尽而功不立，此之谓也。

或曰：针灸宜于古而不宜于今，吾已闻命矣。然今之病亦有针灸而愈者，何也？

经曰：病之始起者，可刺而已。又曰：邪之新客也，未有定处，推之则前，引之则止，逢而泻之，其病立已。盖病之初起，邪之新客，当此之时，元气未伤，邪气尚浅，以针除之，甚得其宜。学人察识于此，而于用针治病，亦可以知其大概矣。故曰：上工刺其未生者也，其次刺其未盛者也，其次刺其已衰者也。下工刺其方袭者也，与其形之盛者也，与其病之与脉相逆者也。故曰：方其盛也，勿敢毁伤；刺其已衰，事必大昌。

或曰：九针之所主，皆外伤欤？抑亦有内伤欤？

经曰：一曰镵针，头大末锐，令无得深入，主病在皮肤无常者。二曰圆针，筒身圆末，主无伤肉分，主病在分肉间者。三曰鍉针，大其身，圆其末，主病在血脉，按脉取气，令邪出也。四曰锋针，筒其身，锋其末，两三隅，主四时八风客于经络为瘤病者，令可以泄热出血而发痼病也。五曰铍针，末如剑锋，主寒与热争，两气相搏，合为痈脓，可以取大脓也。六曰圆利针，令尖如牦，且圆且锐，微大其末，反小其身，主虚邪客于经络而为暴痹，令可深内以取之也。七曰毫针，尖如蚊虻喙，长一寸六分，静以徐往，微以久留，主邪客经络而为寒热痛痹者也。八曰长针，锋利身薄，主深邪远痹，八风内舍于骨解、腰脊、骨腠间也。九曰大针，大如梃尖，微圆，主淫邪流溢于节解皮肤之间，以泻机关之水也。九针长短大小各有所施，不得其用，疾弗能移。病浅针深，内伤良肉；病深针浅，病气不泻；病小针大，气泻大甚；病大针小，气不泄泄。

【机按】今之针士，决痈用锋针、铍针，其他诸病，无分皮肤、肌肉、血脉、筋骨，皆用毫针，余者置而不用，甚有背于经旨矣。于此而知九针所主，多系外邪薄凑为病，用针施泻，深中病情。使今之人而有是病，针亦在所必用。若夫病邪大甚，元气已伤，决非针之所能济矣。假如痨瘵阴虚火动，法当滋阴降火，针能滋阴否乎？痿症肺热叶焦，法当清金补水，针能补水否乎？经曰：阴阳形气俱不足，勿取以针，而调以甘药是也。知此则病之可针不可针，亦可以类推矣。奈何世之专针科者，既不识脉，又不察形，但问何病，便针何穴，以致误针成痼疾者有矣。间有获效，亦偶中耳，因而夸其针之神妙，宁不为识者笑耶？

或曰：针灸当明经络，可晓以否？

曰：直行者，谓之经。经有十二，所以行血气，通阴阳，以荣于身者也。其始从中焦，注手太阴、阳明，阳明注足阳明、太阴，太阴注手少阴、太阳，太阳注足太阳、少阴，少阴注手厥阴、少阳，少阳注足少阳、厥阴，厥阴复注手太阴也。此则荣气之行也，然卫气昼但行于阳而不行于阴，夜但行于阴而不行于阳，不与荣同道，不与息数同应。

又曰：五脏之道，皆出于经隧，以行气血。气血不和，百病乃变化而生，是故守经隧焉。隧，潜道也。经脉行而不见，故谓之经隧。详见阳经外络内，阴经内络外条。旁出者，谓之络。经之横支，交接别经者。十二经有十二络，如太阴属肺，络大肠；手阳明属大肠，络肺之类。兼阳跷络、阴跷络、脾之大络，为十五络也。皆从十二经之所始，转相灌溉，朝于寸口、人迎也，又曰孙络。小络也，经脉为里，支而横者为络，络之别者为孙络。又曰：节之交三百六十五会者，络脉之渗灌诸节者也。节者，神气之所游行出入者也，非皮肉筋骨也。

问曰：荣卫之气，亦有别乎？

曰：荣者，水谷之精气也，和调于五脏，洒陈于六腑，乃能入于脉也，故循脉上下，贯五脏，络六腑也。卫者，水谷之悍气也，其气剽疾滑利，不能入于脉也，故循皮肤之中，分肉之间，熏于肓膜，散于胸腹。逆其气则病，从其气则愈，不与风寒湿气合也。详见井荥俞经合注。

或曰：经脉与络脉异乎？

曰：经脉十二者，伏行分肉之间，深而不见。其虚实也，以气口知之。诸脉之浮而常见者，皆络脉也。诸络脉不能经大节之间，必行绝道而出入，复合于皮中，其会皆见于外。故诸刺络脉者，必刺其结上，甚血者，虽无结，急取之以泻其邪而去其血，留之发为痹也。凡诊络脉，色青则寒且痛，赤则有热。鱼际络青，胃中寒；鱼际络赤，胃中热。其暴黑者，留久痹也；其有赤有黑有青者，寒热气也；青短者，少气也。凡刺寒热，皆多血络，必间日一取，大血尽而止，乃调其血实。

或曰：经病络病，治有异乎？

经曰：邪之客于形也，必先舍于皮毛。留而不去，入舍于孙络。留而不去，入舍于络脉。络脉，血脉也，非十五络之络。留而不去，入舍于经脉，内连五脏，散于肠胃，阴阳俱感，五脏乃伤。此邪之从皮毛而入，极于五脏之次也。如此，则治其经焉。邪客于经，左盛则右病，右盛则左病。亦有移易者，左痛未已，而右脉先病，如此者，必巨刺之，左刺右，右刺左，必中其经，非络脉也。今邪客于皮毛，入舍于孙络，留而不去，闭塞不通，不得入于经，流溢于大络，即前血络，外不得出，内不得入，故也。而生奇病也。病在血络，谓奇邪。夫邪客大络者，左注右，右注左，上下左右与经相干而布于四末。其气无常处，不入于经俞，故曰缪刺。络病，其痛与经脉缪处也，亦宜左刺右，右刺左，虽与巨刺同，此刺络而彼刺经也。

或曰：十二经脉皆络三百六十五节，节有病，必被经脉，治之亦有法乎？

曰：五脏得六腑，相为表里，经络支节，各生虚实①。其病所居，随而调之。病在脉，调之血；病在血，调之络；病在气，调之卫；病在肉，调之分肉；病在筋，调之筋；病在骨，调之骨。淬针、药熨，病不知所痛，两跷为上。身形有痛，九候无病，则缪刺之。缪刺者，刺络脉，左痛刺右，右痛刺左。病在于左，而右脉先病者，巨刺之。巨刺者，刺经脉也，左痛刺右，右痛刺左。必谨察其九候，针道毕矣。

或曰：经病亦有宜刺者乎？

经曰：肝病，实则两胁痛引少腹，善怒；虚则目䀮②䀮无所见，耳无所闻，善恐，如人将捕之。取其经厥阴与少阳。非其络病，故取其经。取厥阴治肝气，少阳调气逆。气逆则头痛，耳聋不聪，颊肿，取血者。胁中气满，独异于常，乃气逆之诊。随其左右，有则刺之。心病，实则胸中痛，胁支满痛，膺背肩甲间痛，两臂内痛；虚则胸腹大，胁与腰相引痛。取其经少阴、太阳，舌本下血。其变病。刺郄中血。或呕变也，郄在掌后，去腕半寸。脾病，实则身重善饥，肉痿，足不收，行善瘛，脚下痛；虚则腹满，肠鸣飧泄，食不化。取其经太阴、阳明、少阴血。肺病，实则喘咳逆气，肩背痛，汗出，尻阴股膝髀腨足皆痛；虚则少气不能报息，耳聋、嗌干。取其经太阴、足太阳外、厥阴内血。太阳外、厥阴内，则少阴也。视少阴足脉，左右有血满异常者，刺之。肾病，实则腹大胫肿，喘咳身重，寝汗憎风；虚则胸中痛，大小腹痛，清厥，意不乐。取其经少阴、太阳血。注云：凡刺之道，虚补实泻，不虚不实，以

---

① 各生虚实：原无，据《素问·调经论篇》补。
② 䀮（huāng）：目不明。

经取之，是谓得道。经络有血，刺而去之，是谓守法。犹当揣形定气，先去血脉，而后乃调有余不足也。

或曰：六腑病形、刺法何如？

经曰：大肠病者，肠中切痛而鸣，冬日重感于寒则泻，当脐痛，不能久立，与胃同候，取巨虚上廉。胃病者，腹胀，胃脘当心而痛，上支两胁，膈咽不通，食饮不下，取之三里。小肠病者，小腹痛，腰脊控睾而痛，时窘之后，当耳前热，若寒甚，若独肩上热甚，及手小指次指间热，若脉陷者，此其候也，取之巨虚下廉。三焦病者，腹胀，小腹尤坚，不得小便，窘急，溢则水留为胀，取之委中①。膀胱病者，小腹偏肿而痛，以手按之，即欲小便而不得，肩上热，若脉陷，及胫踝后、足小指外廉皆热，取之委中。胆病者，善太息，口苦，呕宿汁，心中澹澹，恐人将捕之，嗌中介介然，数唾。在足少阳之本末，亦视其脉之陷下者，灸之，取阳陵泉。凡刺此者，必中气穴，无中肉节。中肉节则皮肤痛，中筋则筋缓。邪气不出，补泻反，则病益笃。

或曰：精气津液血脉，亦有别乎？

经曰：两神相搏，合而成形，常先身生，是谓精。上焦开发，宣五谷味，熏肤，充身，泽毛，若雾露之溉，是谓气。腠理发泄，汗出溱溱，是谓津。谷入气满，淖泽注于骨，骨属屈伸，泄泽补益脑髓，皮肤润泽，是谓液。中焦受气取汁，变化而赤，是谓血。壅遏营气，令无所避，是谓脉。精脱者，耳聋；气脱者，目不明；津脱者，腠理开，汗大泄；液脱者，属骨屈伸不利，色夭，脑髓消，胫酸，耳数

---

① 委中：《灵枢·邪气脏腑病形》作"委阳"。

鸣；血脱者，色白，夭然不泽，其脉空虚。

或曰：病有在气分者，在血分者，不知针家亦分气与血否？

曰：气分、血分之病，针家亦所当知。病在气分，游行不定；病在血分，沉着不移。以积块言之，腹中或上或下，或有或无者，是气分也；或在两胁，或在心下，或在脐上下左右，一定不移，以渐而长者，是血分也。以病风言之，或左足移于右足，或右手移于左手，移动不常者，气分也；或常在左足，或偏在右手，着而不走者，血分也。凡病莫不皆然。须知在气分者，上有病，下取之；下有病，上取之；在左取右，在右取左。在血分者，随其血之所在，应病取之。苟或血病泻气，气病泻血，是谓诛伐无过，咎将谁归？

或曰：三阴三阳，气血多少之刺，可得闻乎？

曰：经曰手阳明大肠、足阳明胃经，多血多气；手少阳三焦、足少阳胆、手少阴心、足少阴肾、手太阴肺、足太阴脾六经，少血多气；手厥阴心包络、足厥阴肝、手太阳小肠、足太阳膀胱四经，多血少气。故刺阳明，出血气；刺太阳、厥阴，出血恶气；刺少阳、太阴、少阴，出气恶血。故曰：知脏腑血气之多少，而用补泻是也。

或曰：形气病气，何以别之？

经曰：形气不足，病气有余，是邪胜也，急泻之。形气有余，病气不足，急补之。形气不足，病气不足，此阴阳俱不足也，不可刺之，刺之则重不足，老者绝灭，壮者不复矣。形气有余，病气有余，此阴阳俱有余也，急泻其邪，调其虚实。故曰：有余者泻之，不足者补之，此之谓也。夫形气者，气谓口鼻中喘息也，形谓皮肉筋骨血脉也。形胜者，为有余；

消瘦者，为不足。其气者，审口鼻中气，劳役如故，为气有余也。若喘息气促气短，或不足以息者，为不足。故曰形气也，乃人之身形中气血也。当补当泻，不在于此，只在病来潮作之时，病气精神增添者，是病气有余，乃邪气胜也，急当泻之。病来潮作之时，精神困穷，语言无力及懒语者，为病气不足，乃真气不足也，急当补之。若病人形气不足，病来潮作之时，病气亦不足，此阴阳俱不足也，禁用针，宜补之以甘药。不已，脐下气海穴取之。

或曰：病有脏腑阴阳内外高下，何别何治？愿详言焉。

经曰：内有阴阳，外亦有阴阳。在内者，以五脏为阴，六腑为阳；在外者，筋骨为阴，皮肤为阳。故曰病在阴之阴者，刺阴之荥腧；病在阳之阳者，刺阳之合；病在阳之阴者，刺阴之经；病在阴之阳者，刺脉络。

又曰：病有形而不痛者，阳之类也；无形而痛者，阴之类也。无形而痛者其阳完而阴伤之也，急治其阴，无攻其阳。有形而不痛者，其阴完而阳伤之也，急治其阳，无攻其阴。阴阳俱动，乍有形乍无形，加以烦心，命曰阴胜其阳。此谓不表不里，其形不久。

经曰：风寒伤形，忧恐忿怒伤气。气伤脏乃病，脏伤形乃应。风伤筋脉，筋脉乃应，此形气外内之相应也。治此者，病九日，三刺而已。病一月，十刺而已。多少远近，以此衰之。久痹不去身者，视其血络，尽出其血。帝曰：内外之病，难易之治何如？伯高曰：形先病而未入脏者，刺之半其日；脏先病而形乃应者，刺之倍其日。

经曰：刺诸热者，如以手探汤；刺寒清者，如人不欲行。阴有阳疾者，取之下陵三里，正往无殆，气下乃止，不下复始也。疾高而内者，取之阴之陵泉；疾高而外者，取之阳之陵泉。经曰：病在上者，阳也；病在下者，阴也。痛者，阴也，以手按之不得者，阴也，深刺之；痒者，阳也，浅刺之。病先起阴者，先治其阴，后治其阳；病先起阳者，先治其阳，后治其阴。病在上者，下取之；在下者，上取之。病在头者，取之足；在腰者，取之腘。病生于头者，头重；生于手者，臂重；生于足者，足重。治病者，先刺其病所从生者也。

经曰：病始手臂者，先取手阳明、太阴而汗出；病始头首者，先取项太阳而汗出；病始足胫者，先取足阳明而汗出。足①太阴可汗出，足阳明可汗出。故取阴而汗出甚者，止之于阳；取阳而汗出甚者，止之于阴。

或曰：经言病有虚邪，有实邪，有贼邪，有微邪，有正邪，何谓也？

经曰：从后来者，为虚邪；从前来者，为实邪；从所不胜来者，为贼邪；从所胜来者，为微邪；自病者，为正邪。假令心病由中风得之，为虚邪，木在火后，生火为母也。饮食劳倦得之，为实邪，土在火前，为子也。中湿得之，为贼邪，水克火也。伤寒得之，为微邪，火胜金也。伤暑得之，为正邪，火自病也。

或曰：有正经自病，有五邪所伤，针治亦当别乎？

经曰：忧愁思虑，则伤心；形寒饮冷，则伤肺；恚怒气逆，上而不下，则伤肝；饮食劳倦，则伤脾；久坐湿地，强力入水，则伤肾。此正经自病也。盖忧思喜怒、饮食动作之过，而致然也。风喜伤肝，暑喜伤心，饮食劳倦喜伤脾，劳倦亦自外至。寒喜伤肺，湿喜伤肾，此五邪所伤也。盖邪由外

---

① 足：《灵枢·寒热病》作"臂"。

至，所谓外伤也。凡阴阳脏腑，经络之气，虚实相等，正也。偏实偏虚，失其正，则为邪矣。由偏实也，故内邪得而生；由偏虚也，故外邪得而入。

【机按】经言凡病皆当辨别邪正、内外、虚实，然后施针补泻，庶不致误。

或曰：经言虚者补之，实者泻之，不虚不实，以经取之，何谓也？

经曰：虚者补其母，母能令子实也；实者泻其子，子能令母虚也。假令肝病，虚则补厥阴之合曲泉，实则泻厥阴之荥行间。不虚不实，以经取之者，是正经自病，不中他邪，当自取其经，如井主心下满之类。正经自病，所谓忧愁思虑则伤心，强力入水则伤肾之类是也。不虚不实，是诸脏不相乘，故云自取其经。重解卷末。

或曰：经言无实实，无虚虚，损不足，益有余，何谓也？

经曰：此谓病有虚实也。假令肝木实，肺金虚，金木当更相平，当知金平木。假令肺实而肝虚，微少气，用针不补其肝而反重实其肺，所谓实其实，虚其虚，损不足，益有余也。

或曰：七情所伤之病，何以察识？亦可以刺否？

经曰：智者之养生也，必顺四时而适寒暑，和喜怒而安居处，节阴阳而调刚柔。如是则邪僻不生，长生久视。故心怵惕思虑则伤神，伤神则恐惧自失；脾忧愁而不解则伤意，意伤则悗乱；肝悲哀动中则伤魂，魂伤则狂忘不精；肺喜乐无极则伤魄，魄伤则狂；肾盛怒而不止则伤志，志伤则喜忘；恐惧而不解则伤精，精伤则骨酸痿厥。是故五脏主藏精者也，不可伤，伤则失守而阴虚，阴虚则无气，无气则死矣。故用针者，察观病患之态，以知精神魂魄之存亡得失之意，五者以伤，针不可以治之也。又曰：肝藏血，血舍魂，肝气虚则恐，实则怒。脾舍营，营舍意，脾气虚则四肢不用，五脏不安；实则腹胀，泾溲不利。心藏脉，脉舍神，心气虚则悲；实则笑不休。肺藏气，气舍魄，肺气虚则鼻塞不利，少气；实则喘喝，胸盈仰息。肾藏精，精舍志，肾气虚则厥，实则胀。五脏不安，必审五脏之病形，以知其气之虚实而谨调之也。又曰：肺心有邪，其气留于两肘；肝有邪，其气留于两腋；脾有邪，其气留于两髀；肾有邪，其气留于两腘。凡此八虚者，皆机关之宝，真气之所过，血络之所游。邪气恶血固不得住留，住留则伤筋络骨节，机关不得屈伸，故病挛也。

或曰：八正之候何如？

经曰：候此者，常以冬至之日，立于叶蛰之宫①，其至也，天必应之以风雨者矣。风雨从南方来者，为虚风，贼伤人者也。从其所居之乡来为实风，主生养成物；从其冲后来者，为虚风，主伤人杀害。故圣人谨候虚风而避之，邪弗能害。其以夜半至也，民皆卧而弗犯，故其岁民少病；以昼至也，民皆懈惰而中之，故民多病。虚邪入客于骨而不发于外，至其立春，阳气大发，腠理开，因立春之日，风从西方来者，民皆又中于虚风，此两邪相搏，经气结代者矣。故诸逢其风而遇其雨者，命曰遇岁露焉。而岁之和而少贼风，则民少病而少死；贼风邪气，寒温②不和，则民多病而死矣。

---

① 立于叶蛰之宫：《灵枢·岁露》前有"太一"。
② 温：文渊阁本作"湿"。

或曰：诸病逆顺，可得闻乎？

经曰：腹胀身热脉大，一逆也；腹鸣而满，四肢清泄脉大，二逆也；衄而不止，脉大，三逆也；咳且溲血，脱形，其脉小劲，四逆也；咳，脱形，身热，脉小以疾，五逆也。如是者，不过十五日而死矣。腹大胀，四末清，脱形，泄甚，一逆也；腹胀便血，脉大时绝，二逆也；咳，溲血，脱形，脉搏，三逆也；呕血，胸满引背，脉小而疾，四逆也；咳，呕，腹胀飧泄，脉绝，五逆也。如是者，不及一时而死矣。工不察此而刺之，是谓逆治。五夺者，形肉已夺，一也；大夺血之后，二也；大汗出之后，三也；大泄之后，四也；新产及大血之后，五也。此皆不可泻，热病脉静，汗已出，脉盛躁，一逆也；病泄，脉洪大，二逆也；痹着不移，骨肉破，身热，脉偏绝，三逆也；淫而夺形，身热，色夭然白，及后下血衃①笃重，四逆也；寒热夺形，脉坚搏，五逆也。小儿病，头毛皆逆上者，必死。

或曰：经言痹病有众痹，有周痹，何分别耶？

经曰：众痹者，此各在其处，更发更止，更居更起，以右应左，以左应右，非能周也。刺此者，痛虽已止，必刺其处，勿令复起。周痹者，在于血脉之中，随脉以上，随脉以下，不能左右，各当其所。痛从上下者，先刺其下以遏之，后刺其上以脱之。痛从下上者，先刺其上以遏之，后刺其下以脱之。此内不在脏，而外未发于皮，独居分肉之间，真气不能周，故曰周痹。

问曰：经言凡痹往来，行无常处者，在分肉间痛，刺之

---

① 衃（pēi）：瘀血。

以月，死生为数，何也？

经曰：用针者，随气盛衰以为痏数，针过其数则曰脱气，不及日数则气不泻。左刺右，右刺左，不已，复刺之如其法。言所以约月死生为数者，随气之盛衰也。月生一日一痏，二日二痏，渐多之，十五日十五痏，十六日十四痏，渐少之。如是刺之则无过数，无不及矣。

或曰：经言热病有五十九刺，可得闻欤？

经曰：热病三日，气口静，人迎躁者，取之诸阳，五十九刺，以泻其热而出其汗，实其阴以补其不足。所谓五十九刺者，两手外内侧各三，十二①痏。五指间各一，凡八痏，足亦如是。头入发一寸旁三分各三，凡六痏。更入发三寸边五，凡十痏。耳前后口下者各一，项中一，凡六痏。颠上一，囟会一，发际一，廉泉一②，风池二，天柱二也。热病七日八日，脉口动，喘而短一作弦者，急刺之，汗且自出，浅刺手大指间。热病汗且出，及脉顺可汗者，取之鱼际、太渊、大都、太白。泻之则热去，补之则汗出。汗出太甚，取之内踝上横脉以止之。热病七八日，脉微小，病溲血，口中干，日半死。脉代者，一日死。热病已得汗，脉尚躁，喘且复热者死。热病七八日，脉不躁，躁不散数，后三日中有汗，三日不汗，四③日死。热病，脉尚盛躁，不得汗者死；脉盛躁，得汗静者，生。热④病不知所痛，耳聋不能自收，

---

① 十二：原作"十一"，据文义改。

② 一：原无，据《灵枢·热病》补。

③ 四：原无，据文渊阁本补。

④ 热：原无，据文渊阁本补。

口干，阳热甚，阴颇有寒者，热①在髓，死不可治。又热病不可刺者有九，一曰汗不出，大颧发赤，哕者死；二曰泄而腹满甚者死；三曰目不明，热不已者死；四曰老人、婴儿热而腹满者死；五曰汗不出，呕，下血者死；六曰舌本烂，热不已者死；七曰咳而衄，汗不出，出不至足者死；八曰髓热者死；九曰热而痉者死，腰折，瘛疭，口噤龄也。凡此九者，不可刺也。

或曰：刺热病亦有异乎？

或曰：寒热瘰疬在颈腋者，何气使然？

经曰：此皆鼠瘘寒热之毒气，留于脉而不去也。鼠瘘之本，皆在于脏，其末上出于颈腋之间。浮于脉中而未内着于肌肉，外为脓血者，易去也。去之从其本，引其末，可使衰去，而绝其寒热。审按其道以予之，徐往徐来以去之。其小如麦者，一刺知，三刺已。若反其目视之，其中有赤脉上下贯瞳子，见一脉，一岁死；一脉半，一岁半死；见二脉，二岁死；见二脉半，二岁半死；见三脉，三岁死。见赤脉不下贯瞳子，可治也。

或曰：痈疽何以治之？

经曰：痈疽之生，脓血之成，积微之所生也。故圣人自治于未有形也，愚者遭其已成者。脓已成，十死一生，故圣人弗②使已成。已有脓血，以小治小者，其功小；以大治大者，多害③。故其已成脓血者，其惟砭石、铍锋之所取也。所谓多害者，观逆顺也。其白眼青，黑眼小，一逆；内药而

---

① 热：原无，据文渊阁本补。
② 弗：原无，据文渊阁本补。
③ 害：原无，据文渊阁本补。

呕，二逆；腹痛渴甚，三逆；肩项不便，四逆；音嘶色脱，五逆。除此五者，顺矣。

或曰：水肿之病，宜刺乎？

经曰：经脉满则络脉溢，络脉溢则缪刺之，以调其络脉，使复其形而不肿。缪刺者，不分隧穴而刺之，大法。水溢于表，或腹胀，或四肢肿而气稍实，脉浮洪者，宜行此法。或病孤危，脉微弱者，今亦往往而缪刺之，祸不旋踵。盖不审经言脉络满溢宜缪刺之理也。

或曰：人有肥瘦白黑小长，刺法同乎？否乎？

经曰：年气壮大者，血气充盈，肤革坚固，因加以邪，刺此者，深而留之；婴儿者，其肉脆，血少气弱，刺此者，以毫针浅刺而疾发针，日再可也。肥人者，广肩，腋项肉薄，皮厚黑色，唇临临然，其血黑以浊，其气涩以迟，刺此者，深而留之，多益其数也。瘦人者，皮薄色少，肉廉廉然，薄唇轻言，血清气滑，易脱于气，易损于血，刺此者，浅而疾之。壮士真骨者，坚肉缓节，监监然，此人重则气涩血浊，刺此者，深而留之，多益其数；劲则气滑血清，刺此者，浅而疾之。常人者，视其黑白，各为调之。其端正敦厚者，血气调和，刺此者，无失常数也。

或曰：匹夫大人，刺法同乎？

经曰：气滑则出疾，气涩则出迟，气悍则针小而入浅，气浊则针大而入深。深则欲留，浅则欲疾。以此观之，刺布衣者，深以留之；刺大人者，微以徐之。此皆因气剽悍滑利也。又曰：春气在毛，夏气在皮肤，秋气在分肉，冬气在筋骨。凡刺病者，各以其时为齐，故刺肥人以秋冬之齐，刺瘦人以春夏之齐。

经曰：营之生病也，寒热少气，血上下行；卫之生病也，气痛时来时去，怫气贲响，风寒客于肠胃之中；寒痹之为病也，留而不去，时痛而皮不仁。刺营者，出血；刺卫者，出气；刺寒痹者，内热；刺布衣者，以火淬之；刺大人，以药熨之，以熨寒痹所刺之处，令热入至于病所。起步内无见风，每刺必熨，如此病已，所谓内热也。

或曰：三虚三实者，何谓也？

经曰：三虚者，乘年之衰，逢月之虚，失时之和，因为贼风所伤，是谓三虚，故论不知三虚，反工为粗。三实者，逢年之盛，遇月之满，得时之和，虽有贼风邪气，不能危之也。

或曰：人身有四海，何也？

经曰：胃者，水谷之海，其输上在气街，下至三里。冲脉者，为十二经之海，其输上在于大杼①，下出于巨虚之上下廉。膻中者，为气之海，其输上在于柱骨上下②，前在于人迎。脑为髓之海，其输上在于其盖，下在风府。气海有余者，气满胸中，悗息面赤；不足则气少不足以言。血海有余则常想其身大，怫然不知其所病；不足，常想其身小，狭然不知其所病。水谷之海有余则腹满，不足则饥不受谷食。髓海有余则轻劲多力，自过其度；不足则脑转耳鸣，胫酸，眩冒，目无所见，懈怠安卧。治此者，审守其输而调其虚实，无犯其害。顺者得复，逆者必败。

或曰：诸家言某穴主某病，其说亦可从乎？

---

① 大杼：原作"大樗"，据《灵枢·海论》改。
② 上下：原作"下"，据《灵枢·海论》改。

曰：治病无定穴也。邪客于人，与正周流上下，或在气分，或在血分，无有定止。故喻用针，正如用兵，彼动则此应，或出以奇，或守以正，无有定制。医者不究病因，不察传变，惟守某穴主某病之说，执中无权，按谱施治，譬之狂澜泛溢，欲塞下流而获安者，亦偶然耳！夫病变无穷，灸刺之法亦无穷。或在上，下取之；或在下，上取之；或正取之，或直取之。审经与络，分血与气，病随经所在，穴随经而取，庶得随机应变之理，岂可执以某穴主某病哉！或曰：此固然矣，但学者望洋无下手处。曰：譬犹匠者，教人以规矩取方圆也。规矩之法在师，方圆之法则在子弟。夫圣人之于针，非经络孔穴无以教后学，后学非经络孔穴无以传之师。苟不知通变，徒执孔穴，所谓按图索骥，安能尽其法哉？故曰粗守形，上守神；粗守关，上守机。机之动，不离其空中，此之谓也。

或曰：八穴治病，多有效者，何如？

曰：人身正经十二，奇经有八，大络十五，小络三百余，皆所以行气血也。圣人取穴，三百六十有六，按岁之三百六十六日也。后人以为未尽，更取奇穴，是犹置闰月也。故经络不可不知，孔穴不可不认。不知经络，无以知血气往来；不知孔穴，无以知邪气所在。知而用，用而的，病乃可安。今之用八穴者，络穴六，经穴二，余络余经置而不用，速求巧捷，遂悖圣经。又有六十六穴，拘于日时开阖，用之犹未周备，而况拘于八穴者乎？盖八穴，病在气分，则有可劫之功；若在血分，徒损元气，病何由安，正是血病而泻气也。邪在血分，则直求病之所在，而取之可也。今人泥而不用，良可笑耶！

或曰：膻中、鸠尾、中庭，人亦有针之者，宁无禁乎？

曰：心为一身之主，至贵不可犯，膻中、鸠尾、巨阙，心之宫城也。心主虚怯，不能主事，往往为邪所乘。或为痰饮所迷，或为瘀血所积，以致痞满疼痛者有之；或神不内守，发为癫狂者有之。用针之士，多于膻中、鸠尾、中庭针之，亦犹伊尹之于太甲，周公之于孺子，事有差误，则将倾覆社稷，荼毒生灵，其害有不可胜言者矣。夫针三穴亦然，犯真心，死不可救。必须自揣己才，果有如伊周之能，可以扶危持颠，方能保心于无危也。

或曰：针三阴交，主何病也？

曰：足之三阴，从足走腹，太阴脾经循内踝上直行，厥阴循内踝前交入太阴之后，少阴肾经循内踝后交出太阴之前，故谓之三阴交。脾主中，肾、肝主下，中下焦气，一穴可以尽之，故非危疾急证，与三阴俱有干者，不可轻刺。脾肾气常不足，肝虽有余，亦是宿血之脏，误刺则脱人元气，不可不慎。

或曰：伤寒刺期门穴者，何如？

曰：十二经始于手太阴之云门，以次而传，终于足厥阴之期门。期门者，肝之募也。伤寒过经不解，刺之使其不再传也；妇人经脉不调，热入血室，刺之，以其肝藏血也；胸满腹胀，胁下肥气，凡是木郁诸疾，莫不刺之，以其肝主病也。经云：穴直乳下两肋端。又曰：在不容旁一寸五分。古人说得甚明，今人不解用也。

或曰：刺胸腹者，必避五脏，何谓也？

经曰：中心，一日死；中肝，五日死；中脾，十日死；中肾，六日死；中肺，三日死；中胆，日半死；中膈者，皆为伤中，其病虽愈，不过一岁必死。刺胸腹者，必以布幯着之，乃从单布上刺，刺之不愈，复刺。刺跗上，中大脉，血出不止，死。刺面，中溜脉，为盲。刺头，中脑户，入脑立死。刺舌下，中脉太过，血出不止，为喑。刺足下布络，中脉，血不出，为肿。中大脉，令人仆，脱色。刺气街，中脉，血不出，为肿鼠仆①。刺脊间，中髓为伛。刺乳上，中乳房，为肿根蚀②。刺缺盆，中内陷，气泄令人喘、咳逆③。刺手鱼腹，内中陷，为肿。无刺大醉，无刺大怒，无刺大劳，无刺大渴，无刺大惊，无刺大饥人，无刺新饱人。刺阴股，中大脉，血出不止，死。刺客主人，内陷中脉，为聋。刺膝膑，出液为跛。刺臂太阴脉，出血立死。刺足少阴脉，重虚出血，为舌难言。刺膺中陷，中肺，为喘逆。刺肘中，内陷，为不屈伸。刺阴股下三寸，内陷，为遗溺。刺腋下胁间，内陷，令人咳。刺少腹，中膀胱，溺出，令少腹满。刺腨肠，内陷，为肿。刺眶上陷骨，中脉，为盲。刺关节中，液出，不得屈伸。又曰：毋刺浑浑之脉，熇熇之热，漉漉之汗。如大风大雨、严寒盛暑、卑湿、烦躁、便黑、吐血、暴然失听、失明、失意、失神、失便溺，及七情五伤，皆不可刺。乘车马远来，亦候血气定，然后刺之。

【机按】今医但问某病，便针某穴。求其如经所言，不犯针禁，不夭人寿者，几何人哉？

问曰：针刺失宜，亦能杀人否乎？

经曰：人之所受气者，谷也；谷之所注者，胃也；胃

---

① 鼠仆：原无，据《素问·刺禁论篇》补。

② 根蚀：原无，据《素问·刺禁论篇》补。

③ 令人喘、咳逆：原无，据《素问·刺禁论篇》补。

者，水谷气血之海也。海之所行云气者，天下也。胃之所出气血者，经隧也。经隧者，五脏六腑之大络也，迎而夺之而已矣。迎之五里，中道而止，五至而已，五往而脏之气尽矣，故五五二十五而竭其输矣。气之息道，一呼一吸为一至。故此云五里者，五至而已。过其数，脏气尽，更过其数，极其输矣。五往者，五至已往，则六至七至也。所谓夺其天气者也，非能绝其命而倾其寿乎？又曰：窥门而刺之者，死于家中；入门而刺之，死于堂上。

【机按】胃经固多气血，若泻之太过则夭寿矣。夫以多气多血之经，尚戒泻之太过，余经可轻泻乎？

或曰：针灸宜避天忌日，何也？

经曰：左足应立春，其日戊子、己丑；左胁应春分，其日己卯；左手应立夏，其日戊辰、己巳；膺、喉、首头应夏至，其日丙午；右手应立秋，其日戊申、己未；右胁应秋分，其日辛酉；右足应立冬，其日戊戌、己亥；腰尻、下窍应冬至，其日壬子；六腑、膈下三脏应四季中州，其日戊己。大禁太乙所在日。即前所云凡此九者，善候八正所在之处，所主左右上下。身有痛肿欲治之，无以其所值之日溃治之，是谓天忌日也。又曰：春三月，人气在左，无刺左足之阳；夏三月，人气在右，无刺右足之阳；秋三月，人气在右，无刺右足之阴；冬三月，人气在左，无刺左足之阴。

或曰：刺荣无伤卫，刺卫无伤荣，何谓也？

曰：荣为阴，行于脉中；卫为阳，行于脉外。各有浅深，故针阳必卧针之，以阳气轻浮，过之恐伤于荣也。刺阴者，先以左手按所刺之穴，良久，令气散，乃纳针，不然则伤卫气也。

或曰：刺骨者，无伤筋；刺筋者，无伤肉；刺肉者，无伤脉；刺脉者，无伤皮。何谓也？

曰：此谓刺浅，不至所当刺之处也。如病在骨，当刺至骨，但针至筋而去，则伤筋矣。

或曰：刺皮无伤肉，刺肉无伤筋，刺筋无伤骨，何谓也？

曰：此戒过分太深也。如病在皮中，针至皮中而止，无令深入伤肉也。

或曰：春夏刺浅，秋冬刺深，何谓也？

经曰：春气在毛，夏气在皮，秋气在分肉，冬气在筋骨，浅深之应也。是知春夏之气浮而上，人之气亦然，故刺之当浅，欲其无太过也。秋冬阳气沉而下，人之气亦然，故刺之当深，欲其无不及也。经曰：必先岁气，无伐天和，此之谓也。

或曰：春夏各致一阴，秋冬各致一阳，何谓也？

《难经》曰：致，取也。春夏气温必致一阴者，春夏养阳之义也。初下针，则沉之至肾肝之部，候其得气，乃引针而提之至于心肺之分，所谓致一阴也。秋冬气寒必致一阳者，秋冬养阴之义也。初纳针，浅而浮之，当心肺之部，候其得气，推针纳之达肾肝之分，所谓致一阳也。此则古人特推其理，有如此耳。凡用针补泻，自有所宜，初不必以是相拘也。

或曰：针家亦诊脉否？

经曰：凡将用针，必先诊脉，视气之剧易，乃可以治也。五脏之气，已绝于内，言"脉口气内绝不至"。用针者，反实其外之病处，与阳经之合，有留针以致其阳气，阳气至则内重竭，重竭必死。其死也，无气以动，故静。五脏之气已绝于外，言"脉口气外绝不至"。用针者，反实其内，取其四末之输，有留针以致其阴气，气至，则阳气反入，入则逆，逆则死。其死也，阴气有余，故躁。故曰上工平气，中工乱脉，下工绝气危生。

【机按】此言工不诊脉，妄行针刺，故不免于绝气危生。

经：持其脉口、人迎，以知阴阳有余不足，平与不平也。不病者，脉口、人迎应四时也，上下相应而俱往来也。六经之脉，不结动也，是谓平人。少气者，脉口、人迎俱少，而不称尺寸也。如是者则阴阳俱不足，补阳而阴竭，泻阴则阳脱。如此亦弗灸，可将以甘药。不已者，因而泻之，则五脏气坏矣。又曰：寸口主中，人迎主外，两者相应，俱往俱来若引绳，大小齐等。春夏人迎微大，秋冬寸口微大，如是者，命曰平人。人迎大一倍于寸口，病在足少阳；一倍而躁，在手少阳。人迎二倍，病在足太阳；二倍而躁，在手太阳。人迎三倍，病在足阳明；三倍而躁，在手阳明。盛则为热，虚则为寒，紧则为痛痹，代则乍甚乍间。盛则泻之，虚则补之，紧痛则取之分肉，代则取血络，见饮药。陷下则灸之，不盛不虚，以经取之，名曰经刺。人迎四倍者，且大且数，名曰溢阳。溢阳为外格①，死不治。必审按其本末，察其寒温，以验其脏腑之病。寸口大于②人迎一倍，病在足厥阴；一倍而躁，在手心主。寸口二倍，病在足少阴；二倍而躁，在手少阴。寸口三倍，病在足太阴；三倍而躁，在手太阴。盛则胀满，寒中食不代③。虚则热中，出糜，少气，溺色变，紧则痛痹，代则乍痛

① 格：原作"幕"，据《灵枢·终始》改。
② 于：原作"平"，据《灵枢·禁服》改。
③ 代：此句不通，"代"疑为"化"之误。

乍吐。盛则泻之，虚则补之，紧则先刺而移灸之，代则取血络而后调之，陷下则徒灸之。陷下者，血结于中，中有着血，血寒，故宜灸之。不盛不虚，以经取之。寸口四倍者，名曰内关。内关者，且大且数，死不治。必审察其本末之寒温，以验脏腑之病也。人迎与太阴脉口俱四倍以上，命曰关格。关格者，与之短期。人迎一盛，泻足阳明，补足厥阴，二泻一补，日一取之。人迎二盛，泻足太阳，补足太阴，二泻一补，二日一取之。人迎三盛，泻足阳明，补足太阴，二泻一补，日二取之。脉口一盛，泻足厥阴，补足少阳，二补一泻，日一取之。脉口二盛，泻足少阴，补足太阳，二补一泻，二日一取之。脉口三盛，泻足太阴，补足阳明，二补一泻，日二取之。所以日二取之，太阴主胃，富于谷气，故可日二取之也。以上补泻，皆必切而验之，疏取之，上气和乃止。人迎与脉口俱盛三倍以上，命曰阴阳俱溢。如是者，不开则血脉闭塞，气无所行，流淫于中，五脏内伤。如此者，因而灸之，则变易而为他病矣。

【机按】此节全凭察脉盛衰，以知病在何经，乃可随病以施针刺也。苟不诊视，则经脉之虚实，补泻之多寡，病症之死生，懵然皆无所知矣。于此而妄施针灸，宁免粗工之诮哉！故集见此，俾后之针士，必先以诊视为务也。

经曰：脉之诸急者，多寒；缓者，多热；大者，多气；少者、小者，血气皆少；滑者，阳气盛，微有热；涩者，少血多气，微有寒。刺急者，深纳而久留之；缓者，浅纳而疾发针，以去其热；大者，微泻其气，无出其血；滑者，疾发针而浅内之，以泻阳气，而去其热；涩者，必中其脉，顺其逆顺而久留之，必先按而循之，已发针，疾按其痏；小者，阴阳形气俱不足，勿取以针，而调以甘药也。

经曰：凡刺之属，一刺则阳邪出，再刺则阴邪出，三刺则谷气至而止。所谓谷气至者，已补而实，已泻而虚，故以知谷气至也。邪气独出者，阴与阳未能调，痛虽不随针①，病必衰去矣。阴盛而阳虚，先补其阳，后泻其阴而和之；阴虚而阳盛，先补其阴，后泻其阳而和之。三脉动于足大指之间，三脉，盛、虚、和也。必审其实虚，虚而泻之，是谓重虚，重虚病益甚。凡刺此者，以指按之，动脉而实且疾者，疾泻之；虚而徐者，则补之。邪气来也紧而疾，谷气来也徐而和。脉实者，深刺之，以泻其气；脉虚者，浅刺之，使精气无得出，以养其脉，独出其邪气。久病者，邪气深入，深内而久留之，间日而复刺之，必先调其左右，去其血脉，刺道毕矣。

【机按】此节不惟详于刺法，而亦详于诊法，但诊则以指行间动脉也。脉实而疾则深刺以泻，脉虚而徐则浅刺以补。邪气脉来紧而疾，谷气脉来徐而和。学者于此而察识之，则临病施针，庶免妄治之失矣。

经曰：必先明知十二经络之本末，皮肤之寒热，脉之盛衰滑涩。其脉滑而盛者，病日进；虚而细者，久以持；大而涩者，为痛痹。寸口与人迎脉，小大等及浮沉等者，病难已。大便赤青瓣②、飧泄，脉小，手足寒，难已；手足温而易已。审其尺之缓急、大小、滑涩，肉之坚脆，而病形定矣。

【机按】今之针士，多不诊脉，未免有误刺害论焉。

或曰：针家亦察色否？

经曰：视目之五色，以知五脏，决死生。视其血脉，察其色，以知其寒热痹。故目赤色，病在心，白在肺，青在

---

① 痛虽不随针：诸本同，义不通。考《针灸甲乙经》卷五作"痛虽不随针减"，义胜。

② 赤青瓣：原作"赤办"，据《脉经》卷九改。

肝，黄在脾，黑在肾，黄色不可名，病在胸中。诊血脉者，多赤，多热；多青，多痛；多黑①，为久痹；多赤多黑多青皆见者，寒热身痛。而色微黄，齿垢黄，爪甲上黄，黄疸也。诊目痛，赤脉从上下者，太阳病；从下上者，阳明病；从外走内者，少阳病。耳间青脉起者，掣痛。

【机按】切脉观色，医之大要。今之针士，置而弗论，此刺法所以不古。若而，愈疾亦十无一二也。故集次《灵枢》察色数条于此，后之学者扩而充之，庶几如经所谓"能合色脉，可以万全者矣"。

或曰：经云五脏五俞，五五二十五俞，六腑六俞，六六三十六俞。经脉十二，络脉十五，凡二十七气以上下。所出为井，所溜为荥，所注为俞，所行为经，所入为合。又云：五脏有六腑，六腑有十二原者。何谓也？

曰：井，譬如谷。井，泉源之所出也。经穴之气所生则自井始，而溜荥、注俞、过经、入合。合者，会也，如水会于海。又以井主东方木。木者，春也，万物发生之始，故阴井属乙木。乙，阴木也。乙与庚合，故阳井属庚金。庚，阳金也。阴木柔，阳金刚，刚柔相配，夫妇之道，则有父子之相生。是以肝木大敦阴井，木生阴荥行间火，火生阴俞太冲土，土生阴经中封金，金生阴合曲泉水。心之少冲井木，少府荥火，神门俞土，灵道经金，少海合水。脾之隐白井木，大都荥火，太白俞土，商丘经金，阴陵泉合水。肺之少商井木，鱼际荥火，太渊俞土，经渠经金，尺泽合水。肾之涌泉井木，然谷荥火，太溪胃土，复溜经金，阴谷合水。心包之中冲井木，劳宫荥火，大陵俞土，间使经金，曲泽合水。此

---

① 黑：原无，据《灵枢·论疾诊尺》补。文渊阁本作"翳"。

阴经之穴以次而相生也。胆之窍阴阳井，金生阳荥侠溪水，水生阳俞临泣木，木生阳经阳辅火，火生阳合阳陵泉土。小肠少泽井金，前谷荥水，后溪俞木，小海合火。胃之厉兑井金，内庭荥水，陷谷俞木，解溪经火，三里合土。大肠之商阳井金，二间荥水，三间俞木，阳溪经火，曲池合土。膀胱之至阴井金，通谷荥水，束骨俞木，昆仑经火，委中合土。三焦之关冲井金，液门荥水，中渚俞木，支沟经火，天井合土。此阳经之穴，以次而相生也。六腑又有原者，经曰以三焦行于诸阳，故又置一俞而名曰原。五脏则以俞为原，肺俞太渊，心俞大陵，肝俞太冲，脾俞太白，肾俞太溪是也。膀胱俞束骨，过于京骨为原；胆俞临泣，过于丘墟为原；胃俞陷谷，过于冲阳为原；三焦俞中渚，过于阳池为原；小肠俞后溪，过于腕骨为原；大肠俞三间，过于合谷为原。盖五脏阴经，止以俞为原；六腑阳经，既有俞，仍别有原也。脏之俞，腑之原，皆三焦之所行，气之所留止也，主治五脏六腑之有病也。名之曰原，以脐下肾间动气，人之生命，十二经之根本，三焦则为原气之别使，主通行上中下之三气，经历于脏腑也。故曰下焦禀真元之气，即原气也。

经曰：五脏有六腑，六腑有十二原。十二原出于四关，言井荥俞经合，手不过肘，足不过膝。四关主治五脏，五脏有疾，当取之十二原。十二原者，五脏之所以禀三百六十五节气味也。节之交三百六十五会者，络脉之渗灌诸节者也。五脏有疾，应出十二原，明知其原，睹其应，而知五脏之害矣。

或曰：五脏募皆在阴，俞皆在阳，何谓也？

《难经》曰：阴病行阳，阳病行阴。故募在阴，俞在阳。募与俞，五脏孔穴之总名也。在腹为阴，谓之募，言经气聚于此也。在府为阳，谓之俞，言经气由此而输于彼也。募在腹者，肺募中府，心募巨阙，脾募章门，肝募期门，肾募京门。俞在背者，肺俞在背第三椎下，心俞在第五椎下，肝俞在第九椎下，脾俞在十一椎下，肾俞在十四椎下，皆侠脊两旁各一寸五分。阴病行阳，阳病行阴者，阴阳经络气相交贯，脏腑腹背气相通应，所以阴病有时而行阳，阳病有时而行阴也。针法曰：从阳引阴，从阴引阳。

或曰：六腑各有俞，背俞。风寒湿气中其俞，而饮食应之，循俞而入，各舍其腑也。针治奈何？

经曰：五脏有俞，井荥俞经合之俞。六腑有合，六腑合穴。各有所发，各随其过，经脉所经过处。则病瘳矣。

或曰：《灵枢》《难经》以大陵为心之原，而又别以兑骨为少阴之原，诸家针灸书并以大陵为手厥阴心主之俞，以神门在掌后兑骨之端者，为心经所注之俞，似此不同者，何也？

《灵枢》七十一篇曰：少阴无俞，心不病乎？岐伯曰：其外经病而脏不病，故独取其经于掌后兑骨之端也。其余脉①出入曲折，行之疾徐，皆如手少阴心主之脉行也。又第二篇曰：心出于中冲，溜于劳宫，注于大陵，行于行间，入于曲泽，手少阴也。按：中冲以下，并手心主经俞，《灵枢》直指为手少阴，而手少阴经俞，不别载也。《素问》缪刺篇曰：刺手心主、少阴兑骨之端，各一痏。又气穴篇曰：脏俞五十穴，王注。五脏俞，惟有心包络井俞之穴，而亦无心经井俞穴。又七十九难曰：假令心病，泻手心主俞，补手心主井。详此前后各经文义，则知手少阴与手心主同治也。

---

① 脉：原无，据《灵枢·邪客》补。

或曰：井荥俞经合，主何病也？

曰：六十八难注云，心下满，肝木病也。足厥阴之支，从肝贯膈，上注肺，故①井主心下满也。荥主身热，心火病也；俞主体重节痛，脾土病也；经主喘咳寒热，肺金病也；合主逆气而泄，肾水病也。此举五脏之病，各一端为例，余病可以类推而互举也。不言六腑者，举脏足以赅之。

或曰：诸经之井，皆在手指、足趾梢，肌肉浅薄之处，不足使为补泻也，刺之奈何？

经曰：设当刺井者，只泻其荥。以井为木，荥为火，火者，木之子也，此专为泻井者言也。若当补井，则必补其合。故经言：补者，不可以为泻；泻者，不可以为补。各有攸当也，补泻反则病危，可不谨哉！

或曰：经以井荥俞经，各系于四时，何谓也？

经曰：春刺井者，邪在肝；夏刺荥者，邪在心；季夏刺俞者，邪在脾；秋刺经者，邪在肺；冬刺合者，邪在肾也。

或曰：南唐何若愚谓三焦是阳气之父，心包络是阴气之母，二经尊重，不系五行所摄，主受纳十经血气养育，故只言十经。阴阳二脉，逐日各注井、荥、俞、经、合，各五时辰毕。每日遇阳干合处，注于三焦；遇阴干合处，注于包络。此二经亦各注井、荥、俞、经、合五穴也。阳干注腑，阴干注脏。如甲日甲戌时，胆气初出为井，然甲与己合，己巳时，脾出血为井。又如乙日乙酉时，肝出血为井。然乙与庚合，庚辰时，大肠出血为井。阴阳并行，流注无休。阳日气先脉外，血后脉内。阴日血先脉外，气后脉内。交贯而

———————————

① 故：原无，据文渊阁本补。

行。甲戌时，至甲申为阳干合处，己巳时，至己卯为阴干合处，余经日辰，皆依此推。阳日阳时则阳经穴开，病在阳经，宜俟阳经穴开针之，阴经亦然。假如胆属足少阳阳木，故甲日甲戌时，胆引气出窍阴井木；丙子时，流于小①肠前谷荥火；戊寅时，注于胃陷谷俞土；并过本原丘墟；庚辰时，经于大肠阳溪经金；壬午时，入于膀胱委中合水。此五腑井、荥、俞、经、合穴开时也。至甲申时，气纳三焦之关冲井、液门荥、中渚俞、阳池原、支沟经、天井合。穴亦开焉。肝属足厥阴乙木，故乙日乙酉时，肝引血出大敦井木；丁亥时，流于心之少府荥火；己丑时，注于脾之太白俞土；辛卯时，经于肺之经渠经金；癸巳时，入于肾之阴谷合水。此五脏井、荥、俞、经、合穴开时也。至乙未时，血纳包络之中冲井、劳宫荥、大陵俞、间使经、曲泽合。穴亦开焉。小肠属手太阳阳火，故丙日丙申时，小肠引气出少泽井火；戊戌时，流于胃内庭荥土；庚子时，注于大肠三间俞金；过本原腕骨；壬寅时，经膀胱昆仑经水；甲辰时，入胆腕骨合木；丙午时，气纳三焦。心属手少阴阴火，故丁日丁未时，心引血行少冲井火；乙酉时，流于脾大都荥土；辛亥时，注于肺太渊俞金；癸丑时，经于肾复溜经水；乙卯时，入于肝曲泉合木；丁巳时，血纳包络。胃属足阳明阳土，故戊日戊午时，胃引气出厉兑井土；庚辰时，流于大肠二间荥金；壬戌时，注于膀胱束骨俞水；并过本原冲阳；甲子时，经于胆阳辅经木；丙寅时，入于小肠少海合火；戊辰时，气纳三焦。脾属足太阴阴土，故己日己巳时，脾引血行隐白井土；辛未时，流于肺鱼

---

① 小：原无，据文渊阁本补。

际荥金；癸酉时，注于肾太溪俞水；乙亥时，经于肝中封经木；丁丑时，入于心少海合火；己卯时，血纳包络。大肠属手阳明阳金，故庚日庚辰时，大肠引血出商阳井金；壬午时，流于膀胱通谷荥水；甲申时，注于胆临泣俞木；丙戌时，经于小肠阳谷经火；戊子时，入于胃三里合土；庚寅时，气纳三焦。肺属手太阴阴金，故辛日辛卯时，肺引血行少商井金；癸巳时，流于肾然谷荥水；乙未时，注于肝太冲俞木；丁酉时，经于心灵道经火；己亥时，入于脾阴陵泉合土；辛丑时，血纳包络。膀胱属足太阳阳水，故壬日壬寅时，膀胱引气出至阴井水；甲辰时，流于胆侠溪荥水；丙午时，注于小肠后溪俞火；并过本原原谷①；戊申时，经于胃侠溪②经土；庚戌时，入于大肠曲池合金；壬子时，气纳三焦。肾属足少阴阴水，故癸日癸亥时，肾引血出涌泉井水；乙丑时，流于肝行间荥木；丁卯时，注于心神门俞火；己巳时，经于脾商丘经土；辛未时，入于肺尺泽合金；癸亥时，血纳包络。三焦属手少阳，壬子时，三焦出关冲井金；甲寅时，流于液门荥水；丙辰时，注于中渚俞木；并过本原阳池；戊午时，经于支沟经火；庚申时，入于天井合土；心主包络属手厥阴，癸丑时，包络出中冲井木；乙卯时，流于劳宫荥火；丁巳时，注于太溪俞土；己未时，经于间使经金；辛酉时，入于曲泽合水。何公此法刊布，古今名曰子午流注。盖谓左转从子，能外行诸阳；右转从午，能内行诸阴。于经亦有据乎？

曰：此皆臆说，《素》《难》不载。不惟悖其经旨，而所

---

① 原谷：疑误，据文义当作"京骨"。
② 侠溪：疑误，胃经经穴当为"解溪"。

说亦自相矛盾者多矣。彼谓阳日阳时阳经穴开，故甲子日甲戌时甲胆窍阴井开，此固然也。丙子时，属于乙丑日辰，乃阴日阳时也，而谓丙小肠前谷荥穴开，其与阳日阳时之说合乎否乎？经曰：邪气者，常随四时之气血而入客也。因其阴气则入阴经，因其阳气则入阳脉，不可为度。然必从其经气，辟除其邪，则乱气不生。四时之气所在，如春气在经脉，夏气在孙络，秋气在皮肤，冬气在骨髓之类，故曰春刺井，夏刺荥，季夏刺俞，秋刺经，冬刺合，亦因四时之气所在而刺之也。又曰：谨候其时，病可与期。盖言谨候其气之所在之时而刺之，是谓逢时。如病在三阳，必候其气在于阳分而刺之；病在三阴，必候其气在于阴分而刺之。故古人刺法，惟以气之所在之处穴俞为开，气之不在之处穴俞为阖，并无所谓阳日阳时阳穴开、阴日阴时阴穴开之说。又尝考之经曰：补泻以时，与气开阖相合者。气当时刻，谓之开；已过未至，谓之阖。盖邪来朝应之时，如波陇起，察其在何穴分，即于此时而刺之，谓之开。若依何公某穴某时某穴开，宜刺某穴，或遇邪至所定时穴刺之固宜，或邪已过未至，亦依其所定时穴刺之，宁不反增其病耶？经曰：刺不知四时之经病之所在，反之则生乱气。此之谓也。经曰：阴井木，阳井金；阴荥火，阳荥水；阴经土，阳经木；阴俞金，阳俞火；阴合水，阳合土。今何公尽变其法，皆以十干配之十经，取十旺日时而注井、荥、俞、经、合。故甲日甲时取属甲胆，而甲胆阳井之金，亦根据日干而变为木；小肠前谷荥水，亦依日干而变为火。然三焦、包络又依《难经》而无所变。颠倒错乱如此，与经合乎？否乎？周身十二经，各有井、荥、俞、经、合，其所主病，亦各不同。假如病在肝，宜针肝之荥穴行间，乃曰乙日肝之荥穴不属行间，而属心之荥穴少府。舍肝之荥而针心之荥，是谓乱经，病可去乎？不可去乎？又谓阳日气先血后、阴日气后血先。此亦不通之论。就以彼之所言证之彼云，甲与己合，己日己巳时，脾引血出，甲戌时，胆引气行，固合阴日血先气后说矣。然甲日己巳时居前，而脾亦可引血先出，甲戌时居后，而胆亦可引气后行，如此，则阳日血亦可先，气亦可后矣。何其言之不审耶？

【机按】经曰：荣者水谷之精气，其始从中焦，注手太阴、阳明，以次相传，至足厥阴，复还注手太阴，入于脉，与息数呼吸应，此经脉行度终始也。荣气一周于身，外至身体四肢，内至五脏六腑，无不周遍，故其五十周无阴阳昼夜之殊，与卫气之行不同。卫者，水谷之悍气，出于上焦，行于脉外，温分肉，充皮肤，司开阖，不与脉同行，不与息数同应，昼但周阳于身体四肢之外，不能入五脏六腑之内，夜但周阴于五脏六腑之内，不能出身体四肢之外，故必五十周，至平旦方与荣大会于肺手太阴也。荣卫之行，各有常度如此，而谓阳日气先血后，阴日气后血先，不自知其乱经旨也大矣！岂可为法于天下，可传于后世哉？《难经》言荣气之行，常与卫气相随上下，由息而动。巢元方谓气行则血行，气住则血住，似皆未达荣卫异行之旨也。

或曰：《指微赋》言养子时刻注穴者，谓逐时干旺气注脏腑井荥之法也。每一时辰，相生养子五度，各注井、荥、俞、经、合五穴，昼夜十二时，气血行过六十俞穴也。假令甲日甲戌时，胆统气出窍阴穴，为井木气①；流至小肠，为荥

---

① 气：原无，据上下文补。

火气；过前谷穴，注至胃为俞土气；过陷谷穴，并过本原丘墟穴；行至大肠，为经金气；过阳溪穴，入于膀胱，为合水气；入委中穴而终。是甲戌时木火土金水相生，五度一时辰，流注五穴毕也。与《七韵》中所说亦相通否？

曰：荣卫昼夜各五十度周于身，皆有常度，无太过，无不及，此平人也。为邪所中，则或速或迟，莫得而循其常度矣。今何公于《七韵》中谓井、荥、俞、经、合五穴，每一穴占一时。如甲日甲戌时，胆出窍阴；丙子时，流于小肠前谷；戊寅时，流于胃合谷，并过本原丘墟；庚辰时，行于大肠阳溪；壬午时，入于膀胱委中；再遇甲申时，注于三焦。六穴带本原，共十二穴，是一日一夜，气但周于此数穴也。且五脏五腑十[1]经井、荥、俞、经、合，每一穴占一时，独三焦六穴占一时，包络五穴占一时，而赋乃言：甲戌一时，木、火、土、金、水相生，五度一时，流注五穴毕。与韵中所语大不相合。赋与韵出于一人，何其言之牴牾若是？不知不善于措辞耶？不知赋、韵两不相通耶？赋注又言：昼夜十二时，血气行过六十俞穴。考其《针刺定时昼夜周环六十首图》，乃知一时辰相生养子五度之说矣。假如甲日甲戌时，甲，阳木也。故胆始窍阴木，木生前谷火，火生陷谷土，过丘墟原，土生阳溪金，金生委中水；再遇甲申时，注于三焦关冲、液门、中渚、阳池、支沟、天井六穴。不特甲戌时为然，一日之中，凡遇甲时，皆如甲戌时所注之穴也。又如乙日乙酉时，乙，阴木也。故肝始大敦木，木生少府火，火生太白土，土生经渠金，金生阴陵水；再遇乙未时，注于包络

_____

① 十：原作"于"，疑误，据文义改。

中冲、劳宫、大陵、间使、曲泽五穴。不特乙日乙酉时为然，一日之中，凡遇乙时，皆如乙酉时所注之穴也。所注皆在本日本时本经，注于井穴，以后时辰，不注井穴。以前时辰，如癸日癸亥时，主肾注于井；次至甲子时，胆经所注，一如甲日甲戌时所注之穴也；次至乙丑时，肝经所注，一如乙日乙酉时所注之穴也；次至丙寅时，小肠所注，一如丙日丙申时所注之穴也。举此为例，余可类推。此所谓昼夜十二时，气血行过六十俞穴也，但与《七韵》所说不合，莫若删去《七韵》，只存此说，庶免后人心蓄两疑，犹豫而不决也。虽然，二说俱与《素》《难》不合，无用其法，犹辨论之不置者，将使读者不待思索，一览即解其意矣。

问曰：《保命全形论》所言刺法，古圣传心之要典也。今之针士，略无一言以及之，何耶？

曰：古语微奥，必须沉潜玩味，乃能深契。今人喜简厌繁，但求熟于歌赋，其于圣经，视为虚文，孰肯留心于此哉？今吾子有志于此，可谓知本者矣，敢详述之于下。岐伯曰：凡刺之真，必先治神。专其精神，不妄动乱，刺之真要，其在兹乎！五脏已定，九法已备，后乃存针。先定五脏之脉，备循九候之诊，而有太过不及者，然后乃存意于用针之法。众脉不见，众凶弗闻。外内相得，无以形先。众脉，谓七诊之脉。众凶，谓五脏相乘。外内相得，言形气相得也。无以形先，言不以己形之盛衰寒温料病患之形气，使同于己。可玩往来，乃施于人。玩谓玩弄，言精熟也。经曰：谨熟阴阳，无与众谋，此其类也。人有虚实，五虚勿近，五实勿远，至其当发，间不容瞬。人之虚实，非其远近而有之，盖由气血一时之盈缩耳。然其未发，则如云垂而视之可久；至其发也，则如电灭而指所不及。迟速之殊，有如此矣。瞬，音舜。《太素》作"眴"。**手动若务，针耀而匀。**手动用针，心如专务于一事。针耀而匀，谓针形圆净，上下匀平也。**静意视义，观适之变，是谓冥冥，莫知其形。**冥冥，言血气变化之不可见也。故静意视息，以义斟酌，观所调适经脉之变易耳。虽且针下用意精微，而测量之，犹不知形容谁为其象也。《新校正》云：观其冥冥者，形容荣卫之不形于外，而工独知之，以日之寒温，月之虚盛，四时气之浮沉，参伍相合而调之。工常先见之，然而不形于外，故曰观其冥冥。**见其乌乌，见其稷稷，从见其飞，不知其谁，**乌乌，叹其气至。稷稷，嗟其已应。言所针之得失，如从空中见飞鸟之往来，岂复知其所使之元主耶？是但见经脉盈虚而为信，亦不知其谁之所召遣耳。**伏如横弩，起如发机。**血气之未应针，则伏如横弩之安静；其应针也，则起如机发之迅疾。**帝曰：何如而虚？何如而实？**言血气既伏如横弩，起如发机。然其虚实，岂留呼而可为准定耶？虚实之形，何如而约之？**岐伯曰：刺虚者，须其实；刺实者，须其虚。**刺虚须其实者，阳气隆，至针下热，乃去针也；刺实须其虚者，留针阴气隆，至针下寒，乃去针也。言要以气至有效而为约，不必守息数而为定法。**经气已至，慎守勿失。**勿更改也，无变法而失经气也。**深浅在志，远近若一，如临深渊，手如握虎，神无营于众物。**深浅在志，知病之内外也。远近如一，深浅其候等也。如临深渊，不敢堕也。手如握虎，欲其壮也。神无营于众物，静志观病人无左右视也。

问曰：《灵枢》第一篇，针之大经大法，不可不读也。其中义有不可晓者，奈何？

曰：此上古之书，传写已久，其中多有缺误，但当通其所可通，缺其所可疑也。岐伯曰：小针之要，易陈而难入。易陈者，易言也。难入者，难着于人也。粗守形，守刺法也。上守神。守人之血气有余不足，可补泻也。**神乎，神客在门。**神客者，正邪共会也。神正气客，邪气在门者，邪循正气之所出入也。**未睹其疾，恶知其原？**先知邪正，何经之疾，然后乃知所取之处也。**刺之微，在速迟。**徐疾之意也。**粗守关，**守四肢而不知血气邪正之往来也。**上守机。**知守气也。**机之动，不离其空，**知气之虚实，用针之疾徐也。**空中之机，清静而微。**针以得气，密意守气，勿失也。**其来不可逢，**气盛不可补也。**其往不可追，**气虚不可泻也。**知机之道者，不可挂以发。**言气易失也。**不知机道，叩之不发。**言不知补泻之意，血气已尽，邪气不下也。**知其往来，**知气之逆顺盛虚也。**要与之期。**知气之可取之时也。**粗之暗者，**冥冥不知气之微密也。**妙哉！工独有之。**尽知针意也。**往者为逆，**言气之虚小。小者，逆也。**来者为顺。**言形气之平。平者，顺也。**明知逆顺，正行无问。**言知所取之处也。**迎而夺之，**泻也。乌得无虚；**追而济之，**补也。恶得无实。**迎之随之，以意和之。虚则实之，**言气口虚而当补也，**满则泻之，**言气口盛而当泻也，《针解》曰：气虚则实之者，针下热也。气实乃热也，满而泻之者，针下寒也。气虚亦寒也。**宛陈则除之，**去血脉也。**邪胜则虚之。**言诸经有盛者，皆泻其邪也，《针解》曰：出针勿按穴，俞且开，故得经虚，邪气发泄也。**徐而疾则实，**言徐内而疾出也，《针解》曰：徐出，谓得经气已久，乃出。疾按，谓针出穴已，疾速按之，则真气不泄，经脉气全，故实。**疾而徐则虚，**言疾内而徐出也，《针解》曰：疾出，谓针入穴已至于经脉，则疾出之；徐按，谓针出穴已徐缓，按之则邪气得泄，精气复间，故虚。**言实与虚，若有若无。**言实者，有气；虚者，无气也。《针解》曰：言实与虚者，寒温气多少也。寒温，谓经脉阴阳之气。若无若有者，疾不可知也。言其冥昧不可即而知也。不可即知，故若无；慧然神悟，故若有也。**察后与**

先，若亡若存。言气之虚实，补泻之先后也。察其气之以下与常存也。**为虚与实**，《针解》曰：为虚与实者，工勿失其法。**若得若失**。言补则秘然若有得，泻则恍然若有失也。《针解》曰：若得失者，离其法也。妄为补泻，离乱大经。误补实者，转令若得，误泻虚者，转令若失也。《难经》曰：实之与虚者，牢濡之意。气来实牢者为得；濡虚者为失。气来实牢濡虚，以随济迎夺而为得失也。言实与虚若有若无者，谓实者有气，虚者无气也。言虚与实，若得若失，谓补者秘然，若有得也；泻者恍然，若有失也。得失有无，义实相同，故交举而互言之。**虚实之要，九针最妙**。《针解》曰：为其各有所宜也。热在头身，宜镵针；肉分气满，宜圆针；脉气虚少，宜锓针；泻热出血，发泄痼病，宜锋针；破痈肿，出脓血，宜铍针；调阴阳，去暴痹，宜圆利①针；刺治经络中痛痹，宜毫针；痹深居骨解、腰脊、节腠之间者，宜长针；虚风舍于骨解、皮肤之间者，宜大针。此谓各有所宜也。**补泻之时**，与气开阖相合也。气当时刻谓之开，已过未至谓之阖。**以针为之**。九针各不同形，长短锋颖不等，或补或泻，宜随其疗而用之也。

【机按】此节示人当知圆机活法，不可守经无权，与夫邪正之所当别，虚实之所当知，补泻之所当审，皆针家之要务，学人不可不熟读也。

泻曰必持纳之，放而出之，排阳得针，邪气得泻，按而引针，是谓内温，血不得散，气不得出也。补曰随之，随之意，若妄之，若行若按，如蚊虻止，如留如还，去如弦绝，令左属右，其气故止，外门已闭，中气乃实。必无留血，急取诛之。持针之道，坚者为宝，正指直刺，无针左右。神在秋毫，属意病者。审视血脉者，刺之无殆。方刺之时，必在

---

① 利：原无，据《灵枢·九针十二原》补。

悬阳，及与两卫，神属勿去，知病存亡。血脉者，在输横居，视之独澄，切之独坚。

【机按】此节文义不相蒙，恐有脱误，且《针解篇》亦置之不释，可见非错简则衍文。

问曰：《灵枢》首篇多有脱误，既闻命矣，其中云：悬阳两卫，亦有义乎？否乎？

曰：此节文义亦不甚莹，今姑随文释义，以俟明哲正焉。悬者，悬远也。谓皮肤浮浅之气，为天之阳与地之阴相悬隔也，故曰悬阳。卫者，气也。行于阳为卫之阳，行于阴为卫之阴，故曰两卫。总而言之，悬阳、两卫，同一气也。分而言之，皮肤者为悬阳，肌肉者为卫之阳，筋骨者为卫之阴。经曰：内有阴阳，外亦有阴阳。在内者，五脏为阴，六腑为阳；在外者，筋骨为阴，皮肤为阳。故曰病在阴之阴者，刺阴之荥、俞；病在阳之阳者，刺阳之合；病在阳之阴者，刺阴之经；病在阴之阳者，刺络脉是也。神属勿去者，正气犹相附属也。经曰：身居静处，占神往来。又曰：入脏者死，以神去也。存亡者，死生也。血脉在腧横居者，言邪入血脉，注于穴腧，则横逆也。经曰：血气扬溢是也。澄者，静而明也。经曰：沉而留止。又曰：病深专者，刺大脏是也。坚者，强而急也。经曰"察其脉之缓急，肉之坚脆，而病形定矣"是也。盖谓工之用针，当知气之邪正，病之生死也。初则浅之，以候皮肤之气；次则深之，以候肌肉之气；又次则深之，以候筋骨之气。若邪虽内舍，而神犹附属者，则病尚可以生也。或邪入血脉，注于经腧而横逆者，则神将去矣。邪之横逆，审而视之，则渊澄而可见，切而按之，则劲急而可辨。用针之际，岂可不谨候乎？

卷之中

问曰：迎而夺之，恶得无虚。随而济之，恶得无实？然古今所论迎随之义，及所用迎随之法，各各不同，愿发明之。

曰：《素》《难》所论，刺法之正也。今医所传，无稽之言也。不求诸古而师诸今，所谓下乔木、入幽谷，岂能升堂而入室哉？兹以古法释之于前，以今法辨之于后，则古是今非，判然如黑白矣。岐伯曰：迎而夺之，恶得无虚？言邪之将发也，先迎而亟夺之，无令邪布。故曰卒然逢之，早遏其路。又曰：方其来也，必按而止之。此皆迎而夺之，不使其传经而走络也。仲景曰：太阳病，头痛七日以上自愈者，以行其经尽故也。若欲作再经者，针足阳明，使经不传则愈。《刺疟论》曰：疟方欲热，刺跗上动脉，开其孔，出其血，立寒；疟方欲寒，刺手阳明、太阴，足阳明、太阴，随井俞而刺之，出其血，此皆迎而夺之之验也。夫如是者，譬如贼将临境，则先夺其便道，断其来路，则贼失其所利，恶得不虚？而流毒移害，于此而可免矣。随而济之，恶得无实？言邪之已过也，随后以济助之，无令气忤。故曰视不足者，视其虚络，按而致之，刺之。而刺之无出其血，无泄其气，以通其经，神气乃平。谓但通经脉，使其和利，抑按虚络，令其气致。又曰：太阴疟，病至则善呕。呕已乃衰，即取之。言其衰即取之也，此皆随而济之。因其邪过经虚而气或滞郁也。经曰：刺微者，按摩勿释，着针勿斥，移气于不足，神气乃得。按摩其病处，手不释散。着针于病处，亦不推之。使其人神气内朝于针，移其人神气令自充足，则微病自去，神气复常。**岐伯曰：补必用圆。** 圆者，行也；行者，移也。谓行未行之气，移未复之脉，此皆随而济之之证也。所以然者，譬如人弱难步，则随助之以力，济之以舟，则彼得有所资，恶得不实，其经虚气郁，于此而可免矣。迎夺①随济，其义如此。他章又曰：追而济之。注云：追，补也。或云：追②、随同一意。《灵枢》曰：补曰随之，随之意，若妄之。若行若按，如蚊虻止，此又似徐缓之意。后人训有随即之意，谓邪去经虚，随即用补以助之。愚谓补法③兼此数义，故其所释，各有不同。**《难经》曰：迎而夺之者，泻其子也；随而济之者，补其母也。假令心病，火也。土为火之子，手心主之俞，大陵也。实则泻之，是迎而夺之也。木者，火之母。手心主之井，中冲也。虚则补之，是随而济之也。** 迎者，迎于前。随者，随其后。此假心为例，余可类推。补泻云手心主，所谓少阴无俞④，手少阴与手厥阴同治也。**调气之方，必在阴阳者，** 内为阴⑤，外为阳。里为阴，表为阳。察其病之在阴在阳而调之也。如阴虚阳实，则补阴泻阳。阳虚阴实，则补阳泻阴。或阳并于阴，阴并于阳。或阴阳俱虚俱实，皆随其所见而调之。一说⑥男外⑦女内，表阳里阴。调阴阳之气者，如从阳引阴，从阴引阳。阳病治阴，

---

① 迎夺：原无，据文渊阁本补。
② 追：原无，据文渊阁本补。
③ 补法：原无，据文渊阁本补。
④ 俞：原无，据文渊阁本补。
⑤ 阴：原无，据文渊阁本补。
⑥ 说：原无，据文渊阁本补。
⑦ 外：原无，据文渊阁本补。

阴病治阳之类也。

【机按】《素》《难》所论①，迎随不同者，《素问》通各经受病言，《难经》主一经受病言。病②合于《素问》者，宜依《素问》各经补泻之法治之。病合于《难经》者，宜从《难经》子母迎随之法治之。各适其宜，庶合经意。又按：《玄珠经》曰：五运之中，必折其郁气，先取化源。其法：太阳司天，取九月，泻水之源。阳明司天，取六月，泻金之源。少阴司天，取三月，泻火之源。太阴司天，取五月，泻土之源。厥③阴司天，取年前十二月，泻木之源。乃用针迎而取之之法也。详此迎取之法，乃治气运胜实淫郁，故用此法以治之，与《素》《难》之法不同也。

赋曰：足之三阳，从头下走至足；足之三阴，从足上走入④腹；手之三阳，从手上走至头；手之三阴，从腹下走至手。捻针逆其经为迎，顺其经为随。假如足之三阳，从头下走至足，捻针以大指向后，食指向前，为逆其经而上，故曰迎。以大指向前，食指向后，为顺其经而下，故曰随⑤。三阴亦准此法。

【机按】经曰迎者，迎其气之方来而未盛也，泻之以遏其冲⑥，何尝以逆其经为迎？随者，随其气之方往而将虚也，补之以助其行，何尝以顺其经为随？所言若是，其诞妄可知矣。岂可示法于人哉？

---

① 论：原无，据文渊阁本补。
② 病：原无，据文渊阁本补。
③ 厥：原无，据文渊阁本补。
④ 上走入：原无，据文渊阁本补。
⑤ 随：原无，据文渊阁本补。
⑥ 冲：原无，据文渊阁本补。

赋曰：迎者，迎于前；随者，随于后。迎接犹提也，随送犹按也。针在孔穴之内，如舟在急流之中，拽上曰逆，撑下曰顺。拽上犹提也，撑下犹按也。故曰迎而夺之有分寸，随而济之有浅深。又曰：动、退、空、歇、迎、夺、右而泻凉；推、纳、进、搓、随、济、左而补暖。动、退、空三字，明言提而出也；推、纳、进三字，明言按而入也。迎、随即提、按也。

【机按】经言提针为泻，按针为补，是知提按只可以言补泻，不可以释迎随之义。

赋曰：吸而捻针，左转为泻为迎；呼而捻针，右转为补为随。

【机按】经曰吸则纳针，无令气忤，静以久留，无令邪布，吸则转针，以得气为故，候呼引针，呼尽乃去，大气皆出，故命曰泻。呼尽纳针，静以久留，以气至为故，如待所贵，不知日暮，其气已至，适而自护，候吸引针气不得出，各在其处，推阖其门，令神气存，大气留止，故命曰补。呼谓气出，吸谓气入，转谓转动，扪循谓手摸，欲气舒缓，切谓指按，使经脉宣散。推按谓排壅其皮以闭穴。弹怒使脉气膜①满爪下，置针准定，审视气已平调，则慎守勿更改，使疾更生也。即此观之，则呼吸亦可以言补泻，不可以释迎随。且古人用针，但曰转、曰动而已，并无所谓左转为泻，右转为补，可见赋中所说，率多无稽之谈，学者师之，宁免谬妄！

或曰：针灸书有针法歌括，又有宏纲陈氏针法，今详述之，以求质正，庶使知有所适从也。

---

① 膜：原作"填"，据《素问·离合真邪论篇》王冰注文改。

歌曰：先说平针法，含针口内温。

　　　　按揉令气散，掐穴故教深。

　　　　持针安穴上，令他嗽一声。

　　　　随嗽归天部，停针再至人。

　　　　次提针向病，针退天地人。

掐穴着力重些，最好令嗽一声，左右用针转入孔穴，则针易入不差，病人亦不知痛。

　　　　补必随经刺，令他吹气频。

　　　　随吹随左转，逐归天地人。

　　　　待气停针久，三弹更熨温。

　　　　出针口吸气，急急闭其门。

　　　　泻欲迎经取，吸则纳其针。

　　　　吸时须右转，依次进天人。

　　　　转针仍复吸，依法要停针。

　　　　出针吹出气，摇动大其门。

凡出针不可猛出，猛出必见血也，必须作两三次徐徐转而出之。有晕针者，夺命穴救之。穴在手膊上侧筋骨陷中，从肩至肘，正在当中即是，虾蟆儿上边也。

宏纲陈氏谓：取穴既正，用左手大指掐穴，右手置针穴上，令嗽一声，随嗽纳针，至分寸，候针数穴毕，停少时，用右手大指及食指，持针细细动摇，进退搓捻，如手颤之状，谓之催气。约行五六次，觉针下沉紧，却用泻法，令患人呼气一口，随呼转针。如针左边，以右手大指、食指持针，大指推前，食指向后，轻提针头左转，若针数穴，俱依此法。转毕仍用右手人指、食指持针，却用食指连搓三下，谓之飞。却轻提住针头左转，略退半分许，谓之三飞一退。

依此行至五六次，觉针下沉紧，是气至极矣，再轻提住针头，左转一二次。如针右边，以左手大指、食指持针，大指向前，食指向后，依前法轻提针头右转，是针右边泻法。欲出针时，令咳一声，随咳出针，此谓之泻。补则依前法催气毕，觉针下气至，却行补法，令患人吸气一口，随吸转针。如针左边，捻针头转向右边，以我之右手大指、食指持针，以大指向后，食指向前，仍捻针深入一二分，使真气深入肌肉之分。如针右边，捻针头转向左边，以我之左手大指、食指持针，食指向前，大指向后，仍捻针深入一二分，若针数穴，俱依此法。行毕停少时，却用手指于针头上轻弹三下，如此三次，仍用我之左手大指、食指持针，以大指连搓三下，谓之飞。将针深进一二分，轻提针头转向左边，谓之一进三飞。依此法行五六次，觉针下沉紧，或针下气热，是气至足矣。令病人吸气一口，随吸出针，急以手按其穴，此谓之补。

【机按】以上二法，大同小异。但陈氏以搓为飞，他家以进为飞，无从可考，莫知谁是。其余有可议者，详辨于后，兹不复赘。

或曰：捻针之法，有左有右，有内有外，男子左泻右补，女人右泻左补，何谓也？

曰：以食指头横纹至指梢为则，捻针以大指、食指相合，大指从食指横纹捻上，进至指梢为左，为外；从指稍捻下，退至横纹为右，为内。纳针之时，须一左一右，捻入穴俞。经曰：知为针者，信其左；不知为针者，信其右。谓当刺时，先以左手压按弹怒爪切，使气来如动脉应指，然后以右手持针刺之，待气至针动，因推针而内之，是谓补；动针而伸之，是谓泻。古人补泻心法，不出乎此，何尝有所谓男子左泻右补，女人左补右泻也哉？是知补泻转针，左右皆可，但当识其内则补、伸则泻耳！后人好奇，广立诸法，徒劳无益。

或曰：今针家有十四法，又有青龙摆尾、白虎摇头、苍龟探穴、赤凤迎源、龙虎交战、龙虎升腾、子午捣臼、烧山火、透天凉、阳中隐阴、阴中隐阳、抽添法、调气、进气、纳气、留气，种种诸法，亦可师欤否欤？

曰：此法多出《金针赋》，观其《自序》可谓得之难，宝之至。考其针法，合理者少，悖理者多，错杂紊乱，繁冗重复。今敢条陈，以俟明哲。

三才法

补者呼气，初针刺至皮内，号曰天才；少停进针，刺至肉内，号曰人才；又停进针，刺至筋骨之间，号曰地才。得气补之，再停良久，退针人部，待气沉紧，倒针朝病，进退往来，飞经走气，尽在其中。泻者吸气，针至天部，少停直至地部，得气泻之，再停良久，退针人部，待气沉紧，倒针朝病，施法同前。少停者，三息也。再停者，五息也。

经曰：徐而疾则实，疾而徐则虚者，谓徐出针而疾按之，则真气不泄而实也，疾出针而徐按之则邪气得出而虚也。赋言：纳针作三次进，出针作三次退。与经文徐而疾、疾而徐之意大不相合。且针出纳而分三才，肉厚穴分用之无碍，肉薄去处法将何施？故针者惟当察其肉之厚薄而酌其宜，庶几无害。经曰：刺有浅深，各正其理。此之谓也。他篇又云：补法三次进，一次退。假如此穴五分①，先针入二分，候得气，再入二分，候得气，更入一分，撞五分止，然后急出其针，便以左手大指按其针孔，勿令出血。泻法一次进，三次退。假如此穴合针五分，便针入五分，候得气，便退针二分，少停，又退二分，少停，候得气，则起针，慢出不闭针孔，令其气出。与此补作三次进，二次退；泻作二次进，三次退。前后所言，亦自相矛盾矣。经曰：义无斜下者，欲端以正也。谓指直刺，针无左右也。惟针阳分，或卧针取之，赋言倒针朝病，与经相反。其曰飞经走气，考经无载，不敢妄议。

候气法

病未退者，针下如根，推之不动，转之不移，此为邪气，吸拔其针，未可出针，出则病复。再须补泻，停以待之，直候病势已退，针下微松，如鱼吞钓之状，乃真气至也，方可出针豆许，搓而停之。补者，吸之去疾，急扪其穴；泻者，呼之去徐，不闭其穴。

经曰：八正者，所以候八风之虚邪，以时至者也。四时者，所以分②春夏秋冬之气所在，以时调之也。然八正谓八节之正气也。八风者，东方婴儿风，南方大弱风，西方刚风，北方大刚风，东北方凶风，东南方弱风，西南方谋风，西北方折风。虚邪也，谓乘人之虚而为病者也。以时至者，谓天应。太乙移居，以八节之前后，风朝中宫而至者也。义具《天元玉册》。如

---

① 分：原无，据文渊阁本补。
② 分：原作"犯"，据《素问·八正神明论篇》改。

立春节前后数日，宜东北风，若于此时而得西南风，乃从后冲来，谓之虚邪。如春分前后数日，宜东风，若遇西风，亦谓之虚邪。应时者为正，冲时者为邪。八正虚邪，宜避之而勿犯。若以身之虚而逢天之虚，两虚相感，其气至骨，入则伤五脏，故曰天忌，不可不知也。四时之气所在，谓春气在经脉，夏气在孙络，秋气在皮肤，冬气在骨髓也。

【机按】此以八节之正气，候八风之虚邪。应时而来者谓之正，非时而至者谓之邪。人能候而避之，无用于针刺也。或有所犯，当随四时之气所在而调之，此亦候气之法也，故集见于此。

经曰：凡刺必候日月星辰、四时八节之气，气定乃刺之。如二分、二至前后五日，气未定也。然候日月者，谓候日之寒温，月之空满也。月始生则血气始精，卫气始行；月郭满则血气实，肌肉坚；月郭空，则肌肉减，经络虚，卫气去，形独居。是以天寒无刺，天温无凝，月生无泻，月满无补，月郭空无治，是谓因天时而调血气也。《标幽赋》谓：午前卯后，太阴生而疾温，离左酉南，月死朔而速冷；此以月之生死为期。午前卯后者，辰巳二时也；当此之时，太阴月生，是故月郭空无泻，宜疾温之。离左酉南者，未申二时也；当此之时，太阴月死，是故月郭盈无补，宜速冷之，将一月比一日也。又云：望不补，晦不泻，弦不夺，而朔不济者。望，每月十五日也；晦，每月三十日也。弦有上、下弦，上弦，或初七或初八；下弦，或二十二或二十三。朔，每月初一日也。四时八正之气者，谓四时正气，八节之风，来朝于太乙者也。义具《天元玉册》中。谨候其气之所在而刺之。气定乃刺者，谓八节之风气静定乃可以刺经络之虚实。故历忌云：八节前后各五日，不可刺灸，以气未定故也。

【机按】此亦因天时而用针刺，皆候气之法也，故附次焉。

经曰：水下一刻，人气在阳分；水下二刻，人气在阴分。故病在三阳，必候气在阳分而刺之；病在三阴，必候气在阴分而刺之。谨候气之所在，是谓逢时。是知气之所在，谓之实，谓之来；气之不在，谓之虚，谓之去。故云：刺实者，刺其来也；刺虚者，刺其去也。此言气之存亡之时，以候虚实而刺之是也。故曰：谨候其时，病可与期；失时反候，百病不治。此之谓也。又曰：邪气者，常随四时之气血而入客也，至其变化，不可为度，然必从其经气，辟除其邪，则乱气不生。失时反候者，如春气在经脉，反刺络脉，令人少气。夏气在孙络，反刺经脉，令人解㑊。秋气在皮肤，反刺筋骨，令人寒栗。冬气在骨髓，反刺肌肉，令人善忘。故刺不知四时之经，病之所在，反之则生乱气。

经曰：泻实者，气盛乃纳针，针与气俱纳，以开其门，如利其户。针与气俱出，精气不伤，邪气乃下，外门不闭，以出其疾。摇其大道，如利其路，是谓大泻。必切而出，大气乃屈。切，急也，疾出其针也，大气，大邪之气。补虚者，持针勿置，以定其意。候呼纳针，气出针入，针孔四塞，精无从去，方实而疾出针，气入针出，热不得还，闭塞其门，邪气布散，精神乃存。动气候时，近气不失，远气乃来，是谓追之。言但闭密其穴俞，勿令其气散泻。近气，已至之气。远气，未至之气。欲动经气而为补，必候水刻气之所在而刺之，是谓得时而调之。追，补也。

经曰：邪气中人，因其阴气则入阴经，因其阳气则入阳脉，无常处也。在阳与阴，不可为度。从而察之，三部九候，卒然逢遇，早遏其路。谓即泻之。径路既绝则邪气无能为矣，此所谓迎而夺之也。帝曰：候气奈何？岐伯曰：夫邪去络入于经也，舍于血脉之中，如涌波之起，时来时去，不常在于所候之处。故曰：方其来也，必按而止之，止而取之。又曰：无逢其冲而泻之，冲，谓应水刻数之平气也，工以为邪而泻之则误矣。故曰其来不可逢也。候邪不审，若邪已过而泻之则真气脱，脱则不复，邪气复至，而病益蓄。故曰其往不可追也。邪已随经脉流去，不可复追使还也。待邪至时，发针泻矣。若先若后，血气已虚，其病不可取。故曰知其可取如发机，不知其取如扣椎。机者，动之微，应之速。椎者，动之甚，觉之迟。智者，动之微而即知，故先时而早治。愚者，动之甚尚不觉，故后时而失治。机、微、椎、大，因以喻之。故曰知机道者，不可挂以发；不知机者，扣之亦不发。发，微物也。不可挂以发，比发更微矣。言气微动，知机者而即知也。故曰上工之取气，乃救其萌芽是也。椎者，大杵也。言气已大动，彼冥顽者，犹且不觉，正如以杵撞击，亦不知也。故曰：下工守其已成，因败其时是也。

经曰：真邪以合，波陇不起，候之奈何？曰：审扪循三部九候①之盛虚而调之，察其左右上下，气候不相类及相减者，审其病脏以期之。期，谓病在阳则候气在阳分而刺之，病在阴则候气在阴分而刺之。如水下一刻，人气在阳分是也。故曰不知三部九候病脉之处，不可以为工。

经曰：三部九候者，头为上部，手为中部，足为下部，部各有三候，三而三之，合则为九。上部天，两额动脉，候头角之气；上部地，两颊动脉，候口齿之气；上部人，耳前

---

① 不起……九候：此14字原脱，据文渊阁本补。

动脉，候耳目之气。中部天，手太阴经渠动脉，以候肺；中部地，手阳明合谷动脉，以候胸中；中部人，手少阴神门动脉，以候心。下部天，足厥阴五里动脉，以候肝；下部地，足少阴太溪动脉，以候肾；下部人，足太阴箕门动脉，以候脾胃。经曰：人身三阴三阳，其气以何月各旺几日？《难经》云：冬至之后，得甲子少阳王，复得甲子阳明王，复得甲子太阳王，复得甲子太阴王，复得甲子少阴王，复得甲子厥阴王。王各六十日，此三阴三阳之王时日也。少阳之至，阳气尚微，故其脉乍大乍小，乍短乍长。阳明之至，犹有阴也，故其脉大而短。太阳之至，阳盛极也，故其脉洪大而长。阳极盛，则变而之阴，故夏至后为三阴用事之始。太阴之至，阴气尚微，故其脉紧大而长。少阴之至，阴渐盛也，故其脉紧细而微。厥阴之至，阴极盛也，故其脉沉短以敦。阴盛极则变而之阳，仍复三阳用事之始也。此则三阴三阳之王脉。

春温、夏暑、秋凉、冬寒，故人六经之脉，亦随四时阴阳消长送运而至也。故曰治不本四时，不知日月，不审逆从，不可以为工。逆从，谓病有可治不可治也。

经云：厥阴之至，其脉弦；少阴之至，其脉钩；太阴之至，其脉沉；少阳之至，大而浮；阳明之至，短而涩；太阳之至，大而长；亦随天地之气卷舒也。如春弦、夏洪、秋毛、冬石之类，则五运六气四时亦皆应之而见于脉耳。《难经》所论，以阴阳始生之浅深而言之也。

经曰：客气谓六气更临之气，主气谓应四时正王，春夏秋冬也。五脏各以时受病，非其时传以与之。时，谓王月。如乘秋，则肺先受邪；乘春，则肝先受邪之类。非王月受邪，故各传以与之。邪气客于身，取之以时。故曰春取络脉，夏取分腠，秋取气口，冬取经输。凡此四时，各以其时为齐。络脉治皮肤，分腠治肌肉，气口治筋脉，经输治骨髓。邪者，不正之名，风、寒、暑、湿、饥饱、劳逸，皆是邪。候可取之时而取之，如春气在经脉之类。合人形以法四时五行而治。五行者，更贵更贱，当时贵，失时贱。以知死生而定五脏之气，间甚之时。

【机按】赋言针下沉紧，为邪气盛；针下微松，为正气至。此但可以候气于针下也，必须参究《素》《难》诸说，始知四时八节，何者为邪，何者为正，犯之而有其时，中之而有其处。或以波陇之起而察其外，或以三部九候而诊其内。知脉之异于常者为邪，审脉之应于时者为正。如此则取之以时，治之有准，庶几万举而万全也。苟不知此，徒以赋言针下沉紧为邪，微松为正，或逢其冲而误作邪者有也，或追其往而谬为正者有也，宁免偏之为害哉，故比次《素》《难》诸说于此，实所以发赋之所未发欤！

或曰：《灵枢经》言，水下一刻，人气在太阳[①]；二刻，人气在少阳；三刻，人气在阳明；四刻，人气在阴分。是一[②]时辰，气周于身仅二度，一日一夜，气周于身只得二十五度。与日[③]行阳二十五度，夜行阴二十五度，昼夜周身五十度之说不合。今医才言候气，多从此说，是欤非欤？

《灵枢·卫气行》篇云：荣气周身五十度，无分昼夜。卫气昼但行阳二十五度，不能入于阴；夜但行阴二十五度，不能出于阳。荣卫虽不同行，而周于身五十度皆同也。故水

---

① 灵……阳：此13字原脱，据文渊阁本补。
② 一：原无，据文渊阁本补。
③ 日：原无，据文渊阁本补。

下一刻，人气在三阳；水下二刻，人气在阴分；水下三刻，人气在三阳；水下四刻，人气在阴分。是一时八刻，周身四度有奇，方合昼夜周身五十度之说。此指荣气言也。他篇又谓：一时八刻，周身二度。虽亦《灵枢经》文，以理言之，当从衍也。

十四法

一切　凡欲下针之时，用两手大指甲于穴旁上下左右四围掐而动之，如刀切割之状，令血气宣散，次用爪法。爪者，掐也。用左手大指甲着力掐穴，右手持针插穴有准。此下针之法也。

二摇　凡退针出穴之时，必须摆撼而出之。"青龙摆尾"亦用摇法，故曰摇以行气。此出针法也。

三退　凡施补泻，出针豆许。补时，出针宜泻三吸；泻时，出针宜补三呼。再停少时，方可出针。又一泻法，一飞三退，邪气自退。其法：一插至地部，三提至天部，插针宜速，提针作三次出。每一次停三息，宜缓，提时亦宜吸气。故曰退以清气。飞者，进也。

四动　凡下针时，如气不行，将针摇之，如摇铃之状，动而振之。每穴每次须摇五息，一吹一摇，按针左转；一吸一摇，提针右转。故曰动以运气。"白虎摇头"亦用此法。又曰：飞针引气。以大指、次指捻针，来去上下也。

五进　下针后，气不至，男左女右，转而进之。外转为左，内转为右，春夏秋冬，各有浅深。又有补法，一退三飞，真气自归。其法：一提至天部，三进入地部，提针宜速，进针三次，每停三息，宜缓，进时亦宜吹气，故曰进以助气。

六循 下针后，气不至，用手上下循之。假如针手阳明合谷穴，气若不至，以三指平直，将指面于针边至曲池，上下往来抚摩，使气血循经而来，故曰循以至气。

七摄 下针之时，气或涩滞，用大指、食指、中指三指甲于所属经分来往摄之，使气血流行，故曰摄以行气。

八努 下针至地，复出人部，补泻务待气至。如欲上行，将大指、次指捻住针头，不得转动，却用中指将针腰轻轻按之，四五息久，如拨努机之状。按之在前，使气在后；按之在后，使气在前。气或行迟，两手各持其针，仍行前法，谓之"龙虎升腾"，自然气血搬运，故曰努以上气。一说用大指、次指捻针，名曰飞针，引气至也。如气不至，令病人闭气一口，着力努之，外以飞针引之则气至矣。

九搓 下针之后，将针或内或外，如搓线之状，勿转太紧，令人肥肉缠针，难以进退。左转插之为热，右转提之为寒，各停五息久，故曰搓以使气。

【机按】经曰：针入而肉着者，热气因于针则针热，热则肉着于针，故坚焉。兹谓转紧缠针，与经不同。

十弹 补泻之，如气不行，将针轻轻弹之，使气速行。用大指弹之，像左补也；用次指弹之，像右泻也。每穴各弹七卜，故曰弹以催气。

十一盘 如针腹部软肉去处，只用盘法，兼"子午捣臼"提按之诀。其盘法如循环之状，每次盘时，各须运转五次，左盘按针为补，右盘提针为泻，故曰盘以和气。如针关元，先刺入二寸五分，退出一寸，只留一寸五分，在内盘之。且如要取上焦之病，用针头迎向上，刺入二分补之，使气攻上；脐下之病，退出二分。

十二扪 补时出针，用手指掩闭其穴，无令气泄，故曰扪以养气。一说痛处未除，以手扪摩痛处，外以飞针引之，除其痛也。

十三按 欲补之时，以手紧捻其针按之，如诊脉之状，毋得挪移，再入。每次按之，令细细吹气五口，故曰按以添气。添，助其气也。

十四提 欲泻之时，以手捻针，慢慢伸提豆许，无得转动，再出。每次提之，令细细吸气五口，其法提则气往，故曰提以抽气。

经曰：针有补泻之法，非必呼吸出纳针也。知为针者，信其左；不知为针者，信其右。当刺之时，先以左手厌按其所针荥俞之处，弹而怒之，爪而下之。其气之来，如动脉之状，顺针而刺之，得气，因推纳之，是谓补；动而伸之，是谓泻。不得气，乃与男外女内；又不得气者死。注言：弹而怒之，鼓勇之也。或以拇指拉其中指，令中指搏击其穴；或以食指交于中指，令食指弹其针处也。爪而下之，掐之稍重，皆欲气之至也。气至指下，如动脉之状，乃乘其至而刺之。顺，犹循也，乘也。停针待气，至针动，是得气也。因推针而纳之，是谓补；动针而伸之，是谓泻。此古人补泻，非呼吸出纳者也。若停针候气，久而不至，乃与男子则浅其针而候之于卫气之分，女子则深其针而候之于荣气之分。如此而又不得气，病不可治矣。前言气来如动脉状，未刺之前，左手所候之气也。后言得气不得气，针下所候之气也。

【机按】古人针法，压按、弹怒、爪切，多用左手，施之于未刺之先，以致其气。气至，顺针刺之，别无法也。今之针法，虽十有四，多用右手，施之于既针之后，未针之前，不闻有致气之说。古人针入气至，补则推而纳之而已，泻则动而伸之而已。气若不至，停针待之而已；待之不至，不过男则浅针候之于卫分，女则深针候之于荣分，何尝有所谓飞针引气，提针运气种种诸法者哉？且今之十四法，字虽异而法实同，言虽殊而意则复。观其设心，无非夸多衒能，巧施手势，以骇人之视听也。殊不知众人信之，乌可与识者道哉！兹焉援古证今，知针者必有所别。

青龙摆尾

如扶船舵，不进不退，一左一右，慢慢拨动。又云：青龙摆尾行气，龙为阳属之故。行针之时，提针至天部，持针摇而按之，如推船舵之缓。每穴左右各摇五息，如龙摆尾之状。兼用按者，按则行卫也。

白虎摇头

似手摇铃，退方进圆，兼之左右，摇而振之。又云：行针之时，开其上气，闭其下气，气必上行。开其下气，闭其上气，气必下行。如刺手足，欲使气上行，以指下抑之。欲使气下行，以指上抑之，用针头按住少时，其气自然行也。进则左转，退则右转，然后摇动是也。又云：白虎摇头行血，虎为阴属之故。行针之时，插针地部，持针提而动之，如摇铃之状，每穴各施五息。退方进圆，非出入也，即大指进前往后，左右略转，提针而动之，似虎摇头之状。兼行提者，提则行荣也。龙补虎泻也。

苍龟探穴

如入土之像，一退三进，钻剔四方。又云：得气之时，将针似龟入土之状，缓缓进之，上下左右而探之。上下，出内也。左右，捻针也。又云：下针用三进一退，将两指按肉，持针于地部，右盘提而剔之，如龟入土，四围钻之。盘而剔者，行经脉也。

赤凤迎源

展翅之仪，入针至地部，提针至天部，候针自摇，复进其源，上下左右，四围飞旋。病在上，吸而退之；病在下，呼而进之。吸而右退，呼而左进，此即上下左右也。又云：下针之时，入天插地，复提至天，候气入地，针必动摇；又复推至人部，持住针头，左盘按而捣之，如凤冲风摆翼之状。盘而捣者，行络脉也。凤补龟泻也。

以上四法，通关过节者也。

龙虎交战

下针之时，先行龙而左转，可施九阳数足；后行虎而右转，又施六阴数足，乃首龙尾虎以补泻。此是阴中引阳，阳中引阴，乃反复其道也。又云：先于天部施"青龙摆尾"，左盘右转，按而添之，亦宜三提九按，即九阳也。令九阳数足；后于地部行"白虎摇头"，右盘左转，提而抽之，亦宜三按六提，即六阴也。令六阴数足，首龙尾虎而转之。此乃阴阳升降之理，住痛移疼之法也。

龙虎升腾

先于天部持针，左盘按之一回，右盘按之后一回，用中指将针腰插之，如拨弩机之状。如此九次，像青龙纯阳之体。却推针至地部，右盘提之一回，盘①提之后一回，用中指将针腰插之。如此六次，像白虎纯阴之体。按之在后，使气在前；按之在前，使气在后。若气血凝滞不行，两手各持其针行之。此飞经走气之法也。

子午捣臼

下针之后，调气得匀，以针上下，行九入六出之数，左右转之，导引阴阳之气，百病自除。谚云：针转千遭，其病自消。此除蛊膈膨胀之疾也。

烧山火

针入先浅后深。约入五分，用九阳三进三退，慢提紧

---

① 盘：义不通，疑前脱"左"字。

按，热至，紧闭针穴，方可插针。令天气入，地气出，寒可除矣。又云：一退三飞。飞，进也。如此三次为三退九进，则成九矣。其法：一次疾提至天，三次慢按至地，故曰疾提慢按。随按，令病人天气入，地气出，谨按生成息数，病愈而止。一说：三进三退者，三度出入，三次则成九矣。九阳者，补也。先浅后深者，浅则五分，深则一寸。

透天凉

先深后浅。约入一寸，用六阴三出三入，紧提慢按，寒至，徐徐退出五分。令地气入，天气出，热可退也。又云：一飞三退。如此三次，为三进六退，即六阴数也。其法：一次疾插入地，三次慢提至天，故曰疾按慢提。随提，令患人地气入，天气出，谨按脏腑生成息数，病自退矣。一说：一度三进三退，则成六矣。六阴者，补也。

阳中隐阴

先寒后热浅以深。针入五分，行九阳之数；热至，便进针一寸，行六阴之数。乃阳行阴道之理，则先补后泻也。

阴中隐阳

先热后寒深而浅。先针一寸，行六阴之数；寒至，便退针五分之中，行九阳之数。乃阴行阳道之理，则先泻后补也。补者，直须热至。泻者，直待寒侵。

抽添法

针入穴后，行九阳之数，气至慢慢转换，将针提按，或进或退，使气随针到于病所，扶针直插，复向下纳，回阳倒阴。又云：抽添，即提按出纳之状。抽者，拔而数拔也。添者，按而数推也。取其要穴，先行九阳之数，得气，随吹按添，就随吸提抽，其实在乎动摇、出纳、呼吸同法。以动摇、出纳、呼吸相兼并施，故曰同法。谨按生成息数足效也。此治瘫痪半身不遂之疾。

调气法

下针至地，复出于人。欲气上行，将针右捻；欲气下行，将针左捻。欲补，先呼后吸；欲泻，先吸后呼。气不至者，以手循摄，以爪切掐，以针摇动，进退搓捻，直待气至，以"龙虎升腾"之法，按之在前，使气在后；按之在后，使气在前。运气走至病所，再用纳气之法，扶针直插，复向下纳，使气不回。若关节阻滞，气不过者，以"龙""虎""龟""凤"四法，通经接气，驱而运之，然用循摄爪切，无不应矣。

进气法

针入天部，行九阳之数。气至，速卧倒针，候其气行，令病人吸气五七口。其针气上行，此乃进气之法。可治肘、臂、腰、脚、身疼。亦可"龙虎交战"。走注之病，左捻九，右捻六，是亦住痛之针。

纳气法

下针之时，先行进退之数。得气便卧倒针，候气前行，催运到于病所，便立起针，复向下纳，使气不回①。又云：下针之后，如真气至，针下微微沉紧，如鱼吞钓状。两手持针，徐徐按倒，令针尖向病，使气上行至病所，扶针直插，复向下纳，使气上行不回也。

留气法

用针之时，先进七分之中，行纯阳之数。若得气，便深入伸提之，却退至原处。又得气，依前法。可治痃癖、癥瘕之病。

经曰：吸则纳针，无令气忤，静以久留，无令邪布；吸则转针，以得气为故，候呼引针，呼尽乃去，大气邪气皆出，故命曰泻。必先扪而循之，切而散之，推而按之，弹而怒之，爪而下之，通而取之，外引其门，以闭其神。呼尽纳针，静以久留，以气至为故，如待所贵，不知日暮，其气已至，适而自护，候吸引针，气不得出，各在其处，推阖其门，令神气存，大气正气留止，故命曰补。注云：呼谓气出；吸谓气入；转谓转动；扪循谓手摸，欲气舒缓；切谓指按，

---

① 回：原无，据文渊阁本补。

使经脉宣散；推按谓排蹙其皮以闭穴；弹怒使脉气满腠爪下，置针准定，通而取之，以常法也，适平调也。审视气已平调，则慎守勿更改，使疾更生也。

【机按】古人用针，于气未至，惟静以久留，待之而已。待之气至，泻则但令吸以转针，补则但令呼以转针。如气已至则慎守勿失，适而自护也。何其简而明，切而当哉？舍此之外，别无所谓法也。今人于气之未至也，安知静以久留？非"青龙摆尾"则"赤凤迎源"，非"进气"则"留气"。气之已至也，安知慎守勿失？非"白虎摇头"则"苍龟探穴"，非"调气"则"纳气"。"阴中隐阳""阳中隐阴"，或施"龙虎交战"，或行"龙虎升腾"，或用"子午捣臼"，或运"抽添"秘诀，无非巧立名色，聋瞽人之耳目也。岂肯用心扩充其古法之未备，拯救其时习之难变哉！且其所立诸法亦不出乎提按、疾徐、左捻、右捻之外，或以彼而参此，或移前而挪后，无非将此提按、徐疾、左捻、右捻六法，交错而用之耳！舍此别无奇能异术之可称焉。是古非今，难逃僭逾。知我者，必以我为不得已焉。

又按：《素问》扪、循、切、散、弹、怒、爪、下、推、按，是施于未针之前，凡此不惟补可用，而泻亦可用也。故曰：通而取之也。

问曰：赋言生成息数，不足为生，太过为成，补生泻成，各依脏腑息数。补冷之时，令患人天气入，地气出，谨按生成息数足，病人自觉和暖矣。泻热之时，令患人地气入，天气出，谨按生成息数足，病人自觉清凉矣。生成息数者，即手阳九息，足阳十四息；手阴七息，足阴十二息是也。赋云：要知接气通经，须明上接下引，接引要知交会，息数谨按生成，经脉尺寸长短，应天常度，呼吸、动摇、出纳数法同行。注云：阳经上接下引，阴经下接上引。交会者，如手太阳交会足太阳，手少阳交会足少阳，手阳明交会足阳明，足太阴交会手太阴，足少阴交会手少阴，足厥阴交会手厥阴。若知上下交会，须知接气引经，谨按生成息数者，一呼一吸为一息，气行六寸。手足三阳，手九呼而足十四呼，以行卫气，过经四寸；手足三阴，手七吸而足十二吸，以行荣血，过经七寸。手三阳经，施针定息，皆用九呼；足三阳经，施针定息，皆用十四呼。呼者，使卫气上行也。手三阴经，施针定息，皆用七吸；足三阴经，施针定息，皆用十二吸。吸者，使荣气下行也。假如两手三阳经，从手上行至头，经长五尺，施针用九息者，一息气行六寸，九息气行五尺四寸，除准经长五尺，仍余四寸，为催气过他经四寸，令气不回也，此为上接，接则宜补。两足三阳经，从头下行至足，经长八尺，施针用十四息者，一息气六寸，十息气行六尺，四息气行二尺四寸，共八尺四寸，除准经长八尺，仍余四寸，为催气过他经四寸，令气不回。此为下引，引则宜泻，两手三阴经，从胸下至手，经长五①尺五寸，施针用七息者，一息脉行六寸，七息气行七六四尺二寸，除准经长三尺五寸，外余七寸，为催气过他经七寸，令气不回。两足三阴经，从足上至胸，经长六尺五寸，施针用十二息者，一息脉行六寸，十息六尺，二息二六一尺二寸，共七尺二寸，除准经长六尺五寸，仍余七寸，为催气过他经七寸，令气不回。此即应天常度也。生成者，不足经短为生，

---

① 五：《灵枢·脉度》作"三"。

太过经长为成。补生泻成。呼吸、动摇、出纳同行者，假如阳经十四息，随呼按而动之，就随吸提而动之，如此就完了一十四息之数。余经仿此。同行者，呼吸、动摇、出纳三法，一时并用也。假令足有疾，手无疾，补手三阳，泻足三阳；手有疾，足无病，泻手三阴，补足三阴。《指微赋》注云：生成数者，依天地生成之数也。足太阳经、手少阳经、足少阴经、足阳明络、手少阴络、手厥阴络，此三经三络，皆迎六分，随一分也。手太阳经、手少阴经、手厥阴经、足太阳络、手少阳络、手太阴络，此三经三络，皆迎七分，随二分也。足少阳经、足厥阴经、手阳明络、足太阴络，此二经二络，皆迎八分，随三分也。手太阴经、手阳明经、手太阳络、足厥阴络，此二经二络，皆迎九分，随四分也。足阳明经、足太阴经、足少阳络、足少阴络，此二经二络，皆迎一寸，随五分也。斯皆经络相合，补生泻成，不过一寸。盖取五行生成之数，如天一生水，地六成之之类。

经曰：星辰者，所以制日月之行，乃二十八宿之成，应水漏刻者也。从房至毕十四宿，水下五十刻，半日之度也，为阳，阳主昼；从昴至心亦十四宿，水下五十刻，终日之度也，为阴，主夜。《灵枢经》曰：水下一刻，人气在三阳；水下二刻，人气在阴分。又曰：日行一舍，人气行于身一周，与十分身之八，以至日行二十八舍，人亦行于身五十周，与十分身之四。又曰：周身十六丈二尺，以应二十八宿，合漏水百刻，都行八百一十丈，以分昼夜也。故人一万三千五百息，气行五十周于身，水下百刻，日行二十八宿也。

【机按】此则人气应天之常度也。一呼脉行三寸，一吸脉行三寸，呼吸定息，脉行六寸，乃言无病人也。人有所病，则血气涩滞，经络壅塞，莫能循其常度而行矣。经曰：天温日明，则人血淖液而卫气浮；天阴日寒，则人血凝泣而卫气沉。此人气因天时而失常度也。病挟热者，呼吸必疾而脉行速；病兼寒者，呼吸必慢而脉行迟；此人气因其病而失常度也。若依其法，接某经当几呼过几寸，岂能一一中其肯綮者耶？《素》《难》虽不明言接气通经，始初针砭之设，莫非接气通经法也。经曰：病在上者，阳也；病在下者，阴也。病先起阴者，先治阴而后治阳。病先起阳者，先治阳而后治阴。又曰：身形有痛，九候无病，则缪刺之。缪刺者，左痛刺右，右痛刺左，此刺络也。又曰：邪客于经，左盛则右病，右盛则左病，或左痛未已，而右脉先病，如此者，必巨刺。巨刺者，左痛刺右，右痛刺左，此刺经也。气陷而邪下，从其经上取之，以掣其气上也；气逆而邪上，随其经下取之，以引其气下也；病若在中，则旁取之。左刺右，右刺左。

又曰：气积于胸中者，上取之，泻人迎、天突、喉中。积于腹中者，下取之，泻三里与气街。上下皆满者，旁取之，上下取之，上，天突、人迎；下，气街、三里。与季胁之下一寸。重者，鸡足取之。诊视其脉，大而弦急，及绝不至者，及腹皮急甚者，不可刺也。又曰：审其阴阳，以别柔刚；阳病治阴，阴病治阳。即从阳引阴，从阴引阳。以左治右，以右治左亦同。

又曰：当补之时，何所取气？当泻之时，何所置气？然浮气之不循经者，为卫气；其精气之行于经者，为荣气。盖补则取浮气之不循经者，以补虚处；泻则从荣置其气而不用，犹弃置之也。然病有虚实不一，补泻之道亦不一。是以阳气不足浮气而阴气有余，则先补阳而后泻阴以和之；阴气不足而阳气有余，则先补阴而后泻阳以和之；如此，则荣卫自然通行矣。又曰：用针者，必先察其经络之虚实，切而循之，弹而按之，视其应动者，乃后取之而下之。六经调者，谓之不病，虽病亦自已也。一经上实下虚而不通者，此必有横络盛加于大经，令之不通，视而泻之，此所谓解结也。上寒下热，先刺其项太阳，久留之，已刺则熨项与背令热，令热下合乃止，此所谓推而上之者也。上热下寒，视其虚脉而陷之于经络者取之，气下乃止，此所谓引而下之者也。大热遍身，狂言，妄闻妄见，视足阳明及大络取之，虚者补之，血而实者泻之，因其偃卧，居其头前，以两手四指挟按颈动脉，久持之卷而切推，下至缺盆中而复止如前，热去乃止，此所谓推而散之者也。凡此莫非通经接气，但不以呼吸多少，而为经脉长短之候耳。《指微赋》注所释，譬犹援儒入释，以璞乱玉，何其谬哉！

或曰：今医用针，动辄以袖覆手，暗行指法，谓其法之神秘，弗轻示人，惟恐有能盗取其法者，不知果何法耶？

曰：《金针赋》十四法，与夫"青龙摆尾"等法，可谓已尽之矣，舍此而他，求法之神秘，吾未之信也。况此等法，证之于经则有悖于经，质之于理则有违于理。彼以为神，我以为诡；彼以为秘，我以为妄。固可以愚弄世人，实所以见鄙识者。古人有善，惟恐不能及人，今彼吝啬至此，法虽神秘，殆必神亦不佑，法亦不灵也，奚足尚哉？

或曰：今医置针于穴，略不加意，或谈笑，或饮酒，半晌之间，又将针捻几捻，令呼几呼，仍复登筵，以足其欲，然后起针，果能愈病否乎？

曰：经云凡刺之真，必先治神。又云手动若务，针耀而匀，静意视义，观适之变。又云如临深渊，手如握虎，神无营于众物。又云如待所贵，不知日暮。凡此数说，敬乎怠乎？又云虚之与实，若得若失；实之与虚，若有若无。谓气来实牢者为得，濡虚者为失。气来实牢濡虚，以随济、迎夺而为得失也。

又曰：有见如_{如读为而}入，有见如出。盖谓入者，以左手按穴，待气已至，乃下针，针入候其气尽，乃出针也。

又曰：既至也，量寒热而留疾，寒则留之，热则疾之。留者，迟也。疾者，速也。凡补者，按之迟留；泻者，提之疾速也。

又曰：刺热厥者，留针反为寒；刺寒厥者，留针反为热。刺热厥者，二刺阴而一刺阳；刺寒厥者，二刺阳而一刺阴。

【机按】以上数条，此皆费而隐者也。敬者能之乎？怠者能之乎？古人所以念念在兹，不敢顷刻而怠忽者，惟恐虚实得失，而莫知寒热疾留而失宜也。因撮而辑之于此，庶使后学将以逞今之弊，而变今之习也欤！

或曰：诸家针书，载某穴针几分，留几呼，灸几壮，出于经欤否欤？

曰：于经不载，多出于经传也。经曰：病有浮沉，刺有浅深。浅深不得，反为大贼。过之则内伤，不及则外壅。古人治法，惟视病之浮沉而为刺之浅深，岂以定穴分寸为拘哉？又谓某穴宜留几呼，悖理尤甚。经曰：刺实须其虚者，留针，阴气隆至，针下寒，乃去针也。经气已至，慎守勿失。又曰：刺之而气不至，无问其数；刺之而气至，乃去之，勿复针。针各有所宜，各不同形，各任其所。为而刺之要，气至而有效。效之信，若风之吹云，明乎若见苍天。又曰：气血之未应针，则伏如横弩之安静；其应针也，则起如机发之迅疾。然其气血流注，岂留呼而可为准定耶？又曰：静以久留，以气至为故，不以息之多数而便去针，是古人用针，惟以气至为期，而不以呼之多少为候。若依留呼之说，气至则可；气若不至，亦依呼数而去针，徒使破皮损肉，有何益于病哉？故曰凡刺之害，中而不去则精泄，不中而去则致气；精泄则病甚而恇，致气则生为痈疽是也。又谓某穴宜灸几壮，亦非至言，惟当视其穴俞、肉之厚薄、病之轻重，而为灸之多少大小则可耳，不必守其成规。所言某穴针几分、灸几壮，谓病宜针某穴则宜入几分，病宜灸则宜灸几壮。针则不灸，灸则不针也。不知其说者，既针复灸，既灸复针，为害不浅。

或曰：经言足阳明，五脏六腑之海也，其脉大血多，气盛热壮。刺此者，不深不散，不留不泻也。足阳明刺深六分，留十呼；足太阳深五分，留七呼；足少阳深四分，留五呼；足太阴深三分，留四呼；足少阴深二分，留三呼；足厥阴深一分，留二呼。手之阴阳，其受气之道近，其气之来疾，其刺深者，皆无过二分，其留皆无过一呼。灸之亦然，灸而过此者，得恶火则骨枯脉涩，刺而过此者则脱气，此则古之法也。今观前篇所云，则此篇所论亦皆非欤？

曰：此古人特论其理之常如此耳。凡用刺法，自有所宜，初不必以是为拘也。经曰：邪气在上言邪气之中人也高，浊气在中，寒温不适，饮食不节，而病在于肠胃，故曰浊气在中。清气在下，言清温地气中人，必从足始，故曰清气在下。故针陷脉则邪气出取之上，针中脉则浊气出取之阳明合，针太深则邪气反沉而病益浮浅之病，不欲深刺，深则邪反入，故日反沉。又曰：少长小大肥瘦，以心撩之。又曰：其可为度量者，不甚脱肉而血气不衰也。若夫瘠瘦而形肉脱者，恶可以度量刺乎？审切循扪按，视其寒温盛衰而调之，是谓因适而为之真者是也。

或曰：《金针赋》言，诸阳之经，行于脉外；诸阳之络，行于脉内；诸阴之经，行于脉内；诸阴之络，行于脉外。是欤非欤？

经曰：经脉十二，伏行分肉之间，深而不见；诸脉浮而常见者，皆络脉也。又曰：当数者为经，不当数者为络。又曰：诸络脉，不能经大节之间，必行绝道而出入，复合于皮。《十四经发挥》以十二经之支脉，伏行分肉之间者，皆释为络脉。则络脉亦伏行分肉之间者，而不浮见；亦能经大节，而不行绝道；亦当经脉十六丈二尺之数，而非不当数也。似涉于误。经曰：百病必先于皮毛，邪中之则腠理开，开则入客于络，乃血络，非大络，留而不去，传入于经，又渐传于腑脏。

【机按】经言则知诸经皆属于内，诸络皆属于外。经中只言内经外络，未尝言阴阳也。且如荣行脉中，卫行脉外，荣气之行，分①无分昼夜，卫气昼但行阳，夜但行阴，《素》《难》尝言之矣。今谓阳经外，阳络内；阴经内，阴络外。经无明文，不知何据。

或曰：赋言男子气，早在上，晚在下；女子气，早在下，晚在上。午前为早，午后为晚。从腰以上为上，从腰以下为下。男子早针，气乃上行，晚针，气乃下行。女子早

---

① 分：义不通，疑衍。

针，气乃下行，晚针，气乃上行。其说亦有据乎？

经曰：荣气行于脉中，周身五十度，无分昼夜，至平旦与卫气会于手太阴。卫气行于脉外，昼行阳二十五度，夜行阴二十五度，至平旦与荣气会于手太阴。

【机按】卫气之行，但分昼夜，未闻分上下也。男女脏腑经络，气血往来，未尝不同也。今赋所言如是，似涉无稽之谈，安可为法于人哉？

或曰：赋言补泻之法，男用大指进前左转，呼之为补，退后右转，吸之为泻，提针为热，插针为寒。女用大指退后右转，吸之为补，进前左转，呼之为泻，插针为热，提针为寒。午前如此，午后反之。其法是欤非欤？

经曰：冬至四十五日，阳气微上，阴气微下；夏至四十五日，阴气微上，阳气微下，此论一年阴阳之升降也即此。一日阴阳之升降，午前阳升阴降，午后阴升阳降，无分于男女也。考之《素》《难》，男女、脏腑、经络、穴俞、血气昼夜周流无不同。今赋言午前午后，男女补泻，颠倒错乱如此，悖经旨也甚矣！故曰诊不知阴阳逆从之理，此治之一失也。又曰：刺实须其虚者，针下寒也；刺虚须其实者，针下热也。曰寒曰热，惟针下为候，何尝以提按而分男与女哉？

或曰：针法，刺左边之穴，将针右捻而气上行，将针左捻而气下行。刺右边反之。欲补，先呼后吸；欲泻，先吸后呼。其法亦可师欤？

曰：经络周于人身，无有左右上下之别。今针左右不同如此，将谓左之经络与右，上与下，两不相同耶？经曰：刺不知经络之往来，血气之流行，不足以为工。此亦可谓不知经络之往来矣。呼补吸泻，古今皆同，予毋容议。

或曰：丹溪言针法，浑是泻而无补，何谓也？

经曰：阳不足者，温之以气；阴不足者，补之以味。针乃砭石所制，既无气，又无味，破皮损肉，发窍于身，气皆从窍出矣，何得为补？经曰：气血阴阳俱不足，勿取以针，和以甘药是也。又曰：泻必用方，补必用圆。盖谓以气方盛，以月方满，以日方温，以身方定，以息方吸而纳针，复候其吸而转针，乃复候其方呼而徐引针，故曰泻必用方，其气而行焉。补必用圆者，圆者，行也；行者，移也。宣其不行之气，令其行也，移其未复之脉，使之复也，夫泻，固泻其盛也，于补亦云，宣不行之气，移未复之脉，曰宣曰移，非泻而何？且考《素问》九针之用，无非泻法。丹溪之言，岂无所本哉？经中须有补法，即张子所谓祛邪实所以扶正，去旧实所以生新之意也。帝曰：补泻奈何？岐伯曰：此攻邪也。疾出以去盛血，而复其真气，故云补也。虞氏曰：针刺虽有补泻之法，余恐但有泻而无补焉。谓泻者，迎而夺之，以针迎其经脉之来气而出之，固可以泻实也。谓补者，随而济之，以针随其经脉之去气而留之，未必能补也。不然，《内经》何以曰形气不足，病气不足，此阴阳皆不足也，不可刺之，刺之重竭其气，老者绝灭，壮者不复矣。若此等语，皆有泻无补之谓也。

卷之下

或曰：病有宜灸者，有不宜灸者，可得闻欤？

曰：大抵不可刺者，宜灸之。一则沉寒痼冷；二则无脉，知阳绝也；三则腹皮急而阳陷也。舍此三者，余皆不可灸，盖恐致逆也。

《针经》云：陷则灸之。天地间无他，惟阴与阳二气而已。阳在外在上，阴在内在下。今言陷下者，阳气下陷入阴血之中，是阴反居其上而覆其阳，脉证俱出寒。在外者则灸之。夫病有邪气陷下者，有正气陷下者。邪气陷下者，是经虚气少邪入，故曰感虚乃陷下也。故诸邪陷下，在经者，宜灸之。正气陷下，宜药升之，如补中益气之类。

经曰：北方之人，宜灸焫也。为冬寒大旺，伏阳在内，皆宜灸之。以至理论，则肾主藏，藏阳气在内，冬三月主闭藏是也。若太过则病，固宜灸焫。此阳明陷入阴水之中是也。

《难经》云：热病在内，取会之气穴。为阳陷入阴中，取阳气通天之窍穴，以火引火而导之，此宜灸也。若将有病者一概而灸之，岂不误哉？仲景云：微数之脉，慎不可灸。因火为邪则为烦逆，追虚逐实，血散脉中，火气虽微，内攻有力，焦骨伤筋，血难复也。又云：脉浮，宜以汗解。用火灸之，邪无从出，因火而盛，病从腰以下必重而痹，名火逆也。脉浮热甚而灸之，此为实实。因火而动，必咽燥、唾血。又云：身之穴三百六十有五，其三十穴灸之有害，七十九穴刺之为灾，并中髓也。经之所见，邪之所在。脉沉者，邪气在内；脉浮者，邪气在表。世医只知脉之说，不知病证之禁忌。若表见寒证，身汗出，身常清，数栗而寒，不渴，欲覆厚衣，常恶寒，手足厥，皮肤干枯，其脉必沉细而迟。但有一二证，皆宜灸之，阳气下陷故也。若身热恶热，时见躁作，或面赤、面黄，嗌干、咽干、口干，舌上黄赤，时渴，咽嗌痛，皆热在外也。但有一二证，皆不宜灸。其脉必浮数，或但数亦不可灸，灸之灾患立生。若有鼻不闻香臭，鼻流清涕，眼睑时痒，或欠或嚏，恶寒，其脉必沉，是脉证相应也。或轻手得弦紧者，是阴伏其阳也，虽面赤亦宜灸，不可拘于面赤也。

【机按】《素》《难》诸书皆言阳气陷下者，脉沉迟也，脉证俱见寒。在外者，冬月阴寒大旺，阳明陷入阴水之中者，并宜灸之。设脉浮者，阳气散于肌表者，皆不宜灸。丹溪亦曰：夏月阳气尽浮于表。今医灼艾，多在夏月，宁不犯火逆之戒乎？或者因火而生热胀，发黄、腰痹、咽燥、唾血者，往往有之，尚不知为火逆所致，宁甘心于命运所遭，悲夫！经曰：春夏养阳。以火养阳，安有是理？论而至是，虽愚亦当有知者焉！

或曰：嗽病多灸肺俞、风门何如？

曰：肺主气，属金，行秋之令，喜清而恶热，受火所制。为华盖，居四脏之端。饮食入胃，热气上蒸，兼之六部有伤，痰火俱作，发而为咳，为嗽。其痰多者，显是脾之湿浊随火上升为嗽；其痰少者，肺火抑郁不得宣通为咳。咳形属火，痰形属湿。风门、肺俞二穴，《明堂》《铜人》皆云治嗽。今人见有痰而嗽，无痰而咳，一概于三伏中灸之，不计壮数，二穴切近华盖，而咳与嗽本因火乘其金，兹复加以艾火燔灼，金欲不伤得乎？况三伏者，火旺金衰，故谓之伏。平时且不可灸，而况于三伏乎？夫治嗽，当看痰与火孰急。无痰者，火旺金衰，十死七八，泻火补金，间或可生；痰多者，湿盛也，降火下痰，其嗽自愈。纵灸肺俞、风门，不过三壮、五壮，泻其热气而已，固不宜多灸，三伏之中更不宜灸也。

或曰：头目之疾，灸之何如？

曰：手之三阳从手至头，足之三阳从头走足，督脉自尾闾抵脊，上头，至人中。头者，手足三阳与督脉所会之地，故冬月之寒，头无所畏；美酒之饮，面为之赤，是皆诸阳所致也。今有头风头晕，中风发致眼目耳鼻等疾，辄于头部诸穴，多灼艾炷，是犹抱薪救火，安能济耶？当看病在气分、血分，分类施治，庶得其宜。纵使应灸，亦不过三壮、五壮，以泻热气而已。眼目疼痛，多由血热，岂宜妄灸助热，以伤其血哉？

或曰：人言无病而灸，以防生病何如？

曰：人之有病，如国之有盗，须用兵诛，其兵出于不得已也。针灸治病，亦不得已而用之。人言无病而灸，如破船添钉。又言：若要安，膏肓、三里不要干。此世俗之通论，予独不以为然。夫一穴受灸，则一处肌肉为之坚硬，果如船之有钉，血气到此，则涩滞不能行矣。昔有病跛者，邪在足少阳分，自外踝以上，循经灸者数穴，一医为针临泣，将欲接气过其病所，才至灸瘢，止而不行，始知灸火之坏人经络也。或有急证，欲通其气，则无及矣。邪客经络，为其所苦，灸之不得已也。无病而灸，何益于事？

或曰：膏肓治百病，而诸家取穴之法不同，何欤？

曰：高下各去胛骨一侧指许是穴。不可失之狭，狭则内犯大筋；不可失之阔，阔则外犯胛骨。必须大筋之外，胛骨之内，空处按之，觉与前胸乳间膈膜相应，乃是真穴。旧传取两乳间量则，分作八寸，以比横寸之则，量之于背。盖人有生而背突者，背常阔而胸常狭。胸突者，胸常阔而背常狭，安能保其无过与不及焉？又有儿时偏卧一边，以致背有边阔边狭者，亦不可以边之阔狭为拘，但当随其一边阔狭，相去胛骨一侧指许为正也。人之项有二大筋，夹脊而下，两筋外空为第二行穴俞。穴俞外又有二大筋，大筋外空为第三行穴俞。膏肓系在三行魄户之下，神堂之上。若点穴，不出胛骨一侧指许，则伤筋骨，非真穴也。世人又有四肋三间之说。揣按自大椎至三节之下，四节之上，准望于三四柱间定穴，指为四肋三间，用之不疑。瘦人椎骨分晓，用之可也，肥人揣按实难。又以指节寸量开三寸取穴，背高而狭者，全不合四肋三间之说矣。尝是灸一骨立之人，用侧指许法点之，方大悟四肋三间之妙。盖人之胛骨，微有少曲，胛骨下廉上廉四肋之内，自有三间，膏肓正在四肋三间之中，即非脊骨三四椎之间也。世人多灸之者，盖膏肓神明所居，或为邪干，则脂膏销铄，肓膜瘦薄，灸之而病或安者，以三焦主气，为诸阳之府，气病则阳虚而阴不得相附。膏肓在三焦部分，气之所聚而行于诸阳，宜其主于气病也。若治血病，吾未见其可者。晋侯梦二竖子在膏肓间，非秦缓不能灸也，以阳气将绝，邪得专之故也。

或曰： 古谓痈疽始发，灸之可使轻浅，何谓也？

丹溪曰： 用火以畅达，拔引郁毒，此从治之意。惟头为诸阳所聚，艾炷宜小而少。若身上痛则灸至不痛，不痛须灸至痛。有因灸而死者，盖虚其孤阴将绝，其脉必浮数而大且鼓，精神必短而昏，无以抵当火气，宜其危也。

或曰： 灸之不发，何如？

罗氏曰： 覃公，四十九岁，病脐腹冷疼，完谷不化，足胕寒逆，精神困弱，脉沉细微。灸气海、三里、阳辅，三日后，以葱熨灸疮，皆不发。复灸数壮，亦不发。十日后，全不作脓，疮干而愈。针书曰：凡用针，气不至不效，灸之亦不发。大抵血气空虚，不能作脓，失其所养故也。加以不慎，邪气加之，病必不退。或曰：覃公所养，无不如意，何谓失其所养？曰：君言所养，口体者也；此论所养，性命者也。覃公壮年得志，务快其心，血气空虚，以致此耳！

或曰： 灸有补泻乎？

经曰： 以火补者，无吹其火，须自灭也；以火泻者，疾吹其火，传其艾，须其火灭也。虞氏曰：灸法不问虚实寒热，悉令灸之，亦有补泻乎？曰：虚者灸之，使火气以助元气也；实者灸之，使实邪随火气而发散也；寒者灸之，使其气复温也；热者灸之，引郁热之气外发，火就燥之义也。

或曰： 周身经络及穴俞相去分寸，经穴起止，十二经纳支干等条，古有歌括，亦可读否？

口： 经脉者，所以能决死生，处百病，调虚实，不可不通。先贤以歌括之，欲人易记诵耳，安可不读？

歌曰

手太阴肺中焦生，下络大肠出贲门。
上膈属肺从肺系，系横出腋臑中行。
肘臂寸口上鱼际，大指内侧爪甲根。
支络还从腕后出，接次指属阳明经。

阳明之脉手大阳，次指内侧起商阳。
循指上廉出合谷，两筋歧骨循臂肪。
入肘外廉循臑外，肩端前廉柱骨旁。
从肩下入缺盆内，络肺下膈属大肠。
支从缺盆直上颈，斜贯颊前下齿当。
环出人中交左右，上夹鼻孔注迎香。

胃足阳明交鼻起，下循鼻外上入齿。
还出侠口绕承浆，颐后大迎颊车里。
耳前发际至额颅，支下人迎缺盆底。
下膈入胃络脾宫，直者缺盆下乳内。
一支幽门循腹里，下行直合气冲中。
遂由髀关抵膝膑，胻跗中指内关同。
一支下膝注三里，前出中指外间通。
一支别走足跗趾，大趾之端经尽矣。

太阴脾起足大趾，上循内侧白肉际。
核骨之后内踝前，上腨循胻经膝里。

股内前廉入腹中，属脾络胃与膈通。
侠咙连舌散舌下，支络从胃注心宫。

手少阴脉起心中，下膈直与小肠通。
支者还从心系走，直上喉咙系目瞳。
直者上肺出腋下，臑后肘内少海从。
臂内后廉抵掌中，兑骨之端注少冲。

手太阳经小肠脉，小指之端起少泽。
循手外侧出踝中，循臂骨出肘内侧。
上循臑外出后廉，直过肩解绕肩胛。
交肩下入缺盆内，向腋络心循咽嗌。
下膈抵胃属小肠，一支缺盆贯颈颊。
至目兑眦却入耳，复从耳前仍上颊。
抵鼻升至目内眦，斜络于颧别络接。

足经太阳膀胱脉，目内眦上起额尖。
支者颠上至耳角，直者从颠脑后悬。
络脑还出别下项，仍循肩膊侠脊边。
抵腰脊肾膀胱内，一支下与后阴连。
贯臀斜入委中穴，一支膊内左右别。
贯胛侠脊过髀枢，臀内后廉腘中合。
下贯腨内外踝后，京骨之下指外侧。

足经肾脉属少阴，小指斜趋涌泉心。
然谷之下内踝后，别入跟中腨内侵。

出腘内廉上股内，贯脊属肾膀胱临。
直者属肾贯肝膈，入肺循喉舌本寻。
支者从肺络心内，仍至胸中部分深。

手厥阴心主起胸，属包下膈三焦宫。
支者循胸出胁下，胁下连腋三寸同。
仍上抵腋循臑内，太阴少阴两经中。
指透中冲支者别，小指次指络相通。

手经少阳三焦脉，起自小指次指端。
两指歧骨手腕表，上出臂外两骨间。
肘后臑外循肩上，少阳之后交别传。
下入缺盆膻中分，散络心包膈里穿。
支者膻中缺盆上，上项耳后耳角旋。
屈下至颐仍注颊，一支出耳入耳前。
却从上关交曲颊，至目内眦乃尽焉。

足脉少阳胆之经，始从两目锐眦生。
抵头循角下耳后，脑空风池次第行。
手少阳前至肩上，交少阳右上缺盆。
支者耳后贯耳内，出走耳前锐眦循。
一支锐眦大迎下，合手少阳抵项根。
下加颊车缺盆合，入胸贯膈络肝经。
属胆仍从胁里过，下入气街毛际萦。
横入髀厌环跳内，直者缺盆下腋膺。
过季胁下髀厌内，出膝外廉是阳陵。

外辅绝骨踝前过，足跗小趾次趾分。
一支别从大趾去，三毛之际接肝经。

厥阴足脉肝所终，大趾之端毛际丛。
足跗上廉太冲分，踝前一寸入中封。
上踝交出太阴后，循腘内廉阴股冲。
环绕阴器抵少腹，侠胃属肝络胆逢。
上贯膈里布胁肋，侠喉颃颡目系同。
脉上巅会督脉出，支者还生目系中。
下络颊里环唇内，支者便从膈肺起。

十五络脉歌 经之横支交接他经者

歌曰

人身络脉一十五，我今逐一从头举。
手太阴络为列缺，手少阴络即通里。
手厥阴络为内关，手太阳络支正是。
手阳明络偏历当，手少阳络外关位。
足太阳络号飞扬，足阳明络丰隆记。
足少阳络为光明，足太阴络公孙寄。
足少阴络名大钟，足厥阴络蠡沟配。
阳督之络号长强，阴任之络为尾翳。
脾之大络为大包，十五络名君须记。

周身经穴相去分寸歌

肺经

　　太阴肺兮出中府，云门之下一寸所。
　　云门气户旁二寸，人迎之下二骨数。
　　天府腋下三寸求，侠白肘上五寸头。
　　尺泽肘中约纹是，孔最腕上七寸收。
　　列缺侧腕寸有半，经渠寸口陷中勘。
　　太渊掌后横纹端，鱼际节后散脉间。
　　少商大指内侧寻，一十一穴凭君算。

大肠经①

　　手阳明经属大肠，食指内侧号商阳。
　　本节前取二间定，本节后取三间间。
　　歧骨陷中寻合谷，阳溪腕中上侧属。
　　腕后三寸偏历当，五寸半中温溜场。
　　下廉上廉下一寸，上廉里下一寸建。
　　三里曲池三寸下，屈肘纹头曲池镶。
　　肘髎大骨外廉详，五里肘上三寸量。
　　臂臑五里上四寸，肩髃肩端两骨央。
　　巨骨肩端叉骨内，天鼎缺盆之上藏。
　　扶突曲颊下一寸，禾髎五分水沟疆。

---

① 大肠经：此 3 字原无，据文义补。

鼻下孔旁五分内，左右二穴皆迎香。二十六。

胃经

胃之经兮足阳明，头维本神寸五寻。

下关耳前动脉是，颊车耳下五分真。

承泣目下七分取，四白目下一寸局。

巨髎孔旁八分定，地仓夹吻四分平。

大迎曲额前一寸，人迎结旁五寸滨。

水突在颈大筋前，下直气舍上人迎。

气舍迎下夹天突，缺盆横骨陷中亲。

气户俞府旁二寸，直乳六寸又四分。

库房屋翳膺窗近，乳中正对乳中心。

乳根之穴出乳下，五穴各一寸六真。

不容夹幽门寸五，承满梁门关门有。

太乙挨排滑肉门，各分一寸穴可全。

天枢安在夹脐旁，外陵枢下一寸当。

大巨二寸水道五，归来七寸是其乡。

气冲曲骨旁三寸，来下鼠上脉中央。

髀关兔后六寸置，伏兔市上三寸量。

阴市膝上三寸许，梁丘二寸是其场。

膝膑骭卜寻犊鼻，膝眼四穴乃两旁。

膝下三寸三里位，里下三寸上廉地。

条口上廉下一寸，条口二寸下廉是。

丰隆下廉外一寸，踝上八寸分明记。

冲阳陷上二寸放，陷谷内庭后寸半。

内庭次指外间容，厉兑大指次指上。

脾经

大指内侧隐白位，大都节后陷中值。
太白内侧核骨下，公孙节后一寸与。
商丘有穴属经金，踝下微前陷中寄。
内踝三寸三阴交，漏谷六寸踝上是。
膝下五寸为地机，阴陵内侧膝辅次。
血海分明膝膑上，内廉肉际三寸据。
箕门血海上六寸，筋间动脉须审议。
冲门五寸大横下，三寸三分府舍治。
腹结横下寸三分，大横夹脐须可记。
腹哀半寸去日月，直与食窦相连比。
食窦天溪及胸乡，周荣各一寸六置。
大包渊腋下三寸，此经足太阴脾地。

少阴心经

少阴心起极泉宫，腋下筋间动脉从。
青灵肘节上三寸，少海肘节后内容。
灵道掌后一寸半，通里腕后一寸钟。
阴郄五分取动脉，神门掌后横纹中。
少府节后劳宫值，小指内侧是少冲。

小肠经

手小指端为少泽，前谷外侧节前索。

节后陷中寻后溪，腕骨腕前骨下测。
腕中骨下阳谷讨，腕上一寸名养老。
支正腕后量五寸，小海肘端五分好。
肩贞胛下两骨解，臑俞大骨之下考。
天宗骨下有陷中，秉风髎后举有空。
曲垣肩中曲胛售，外俞大椎一寸从。
肩中二寸大椎旁，天窗颊下动脉详。
天容耳下曲颊后，颧髎面颊兑端量。
听宫耳珠大如菽，手太阳穴终此乡。

肾经

涌泉屈足蜷趾取，肾经起处此穴始。
然谷踝后大骨下，踝后跟上太溪举。
溪下五分寻大钟，水泉溪下一寸许。
照海踝下阴跷生，踝上二寸复溜停。
溜前筋骨取交信，亦曰踝上二寸行。
筑宾六寸腨分别，阴谷膝内看辅骨。
横骨曲如偃月形，大赫气穴四满竭。
中注肓俞正夹脐，五寸分作六穴隙。
商曲石关阴都接，通谷幽门一寸列。
幽门寸半夹巨阙，步廊神封灵墟谒。
神藏或中入俞府，各一寸六不差垒。
欲知俞府在何方，璇玑之旁二寸量。

膀胱经

足太阳兮膀胱经，目眦内角睛明金。

攒竹眉头陷中是，此穴禁灸可针钉。

曲差二穴神庭畔，五处挨排夹上星。

承光五处后寸半，通天络却亦相停。

玉枕横夹于脑户，尺寸当准铜人形。

天柱项后发际治，大筋外廉陷中是。

除脊量开五寸分，第一大杼二风门。

肺俞三椎厥阴四，心俞五椎骨下论。

督俞膈俞相等级，第六第七次第立。

第八椎下穴无有，肝俞数之椎当九。

十椎胆俞脾十一，十二椎下胃俞述。

三焦肾俞气海俞，十三十四十五椎。

大肠关元并小肠，十六十七十八椎。

上髎次髎中与下，一空之中容一髎。

四髎四空凭眼观，夹脊二寸腰胯间。

五穴五寸至会阳，尾骨旁开二寸方。

背部三行附分起，第二椎下此穴始。

三寸半是夹脊量，若还除脊三寸当。

魄户第三椎下觅，第五椎下索神堂。

膏肓四肋三间取，一说，三椎下，四椎上；一说，四椎下五分，五椎上三分。曲胛骨下侧指许。

第六谚譆端可守，膈关第七魂门九。

阳纲意舍并胃仓，十椎十一二相参。

肓门椎数当十三，志室十四椎边旁。

除下十五六七八，胞肓十九合参详。

秩边二十椎节下，承扶臀下横纹疆。

殷门承下六寸见，浮郄委阳上一寸。

委阳却并殷门乡，腘中外廉两筋许。
委中膝腘约纹里，此下二寸合阳主。
承筋腨肠中央论，承山腨下两分尖。
外踝七寸上飞扬，跗阳踝上三寸量。
金门踝下软骨上，申脉丘墟前后安。
昆仑踝后跟骨逢，仆参跟骨后陷中。
申脉踝上容爪甲，京骨外侧大骨压。
束骨本节后陷容，通谷本节前陷向。
至阴小指爪甲角，一百二十六穴穷。

心包络经

厥阴心包何所得，乳后一寸天池索。
天泉腋下二寸求，曲泽肘纹寻动脉。
郄门去腕五寸通，间使腕后三寸逢。
内关去腕才二寸，大陵掌后两筋中。
劳宫掌内屈指取，中指之末取中冲。

三焦经

关冲名指外侧边，小指次指间液门。
中渚次指本节后，阳池表腕有穴存。
腕上二寸外关络，支沟腕后三寸着。
会宗四寸空中求，消详一寸无令错。
肘后五寸臂大脉，此是三阳络所宅。
四渎肘外并三阳，天井肘上一寸侧。
肘上二寸清冷渊，消泺臂外肘分索。

臑会去肩三寸中，肩髎肩端臑上通。
天髎盆上毖骨际，天牖旁颈后天容。
翳风耳后尖角陷，瘈脉耳后鸡足逢。
颅息耳后青络脉，角孙耳郭开口空。
丝竹眉后陷中看，禾髎耳前兑发丛。
耳门耳前当耳缺，此是手少阳经穴。

胆经

瞳子髎起目眦锐，耳前陷中寻听会。
上关耳前开口空，悬厘颞颥下廉际。
悬颅正在曲角端，颔厌颞颥上廉看。
曲发掩耳正尖上，率谷入发寸半安。
本神入发际四分，穴在耳上率谷前。
曲差之前一寸半，阳白眉上一寸判。
临泣有穴当目上，直入发际五分望。
目窗正营各一寸，承灵营后五寸放。
天冲耳上三寸居，浮白入发一寸储。
窍阴枕下动有空，完骨入发四寸余。
脑空正夹玉枕骨，风池脑后发际祛。
肩井骨前寸半衔，渊腋腋下三寸按。
辄筋平前却一寸，日月期门一寸半。
直下五分细求之，京门监骨腰中看。
带脉季肋寸八分，五枢直下三寸算。
维道章下五寸三，居髎八寸三分参。
胁堂胁下看二肋，环跳髀枢宛宛探。

两手着腿风市谋，膝上五寸中渎搜。
阳关陵泉上三寸，阴①陵膝下二寸求。
阳交外踝斜七寸，正上七寸寻外丘。
光明外踝上五寸，阳辅踝上四寸收。
踝上三寸名绝骨，丘墟踝前陷中留。
临泣侠溪后寸半，五会溪后一寸侔。
侠溪小次歧骨内，窍阴小指次指休。

肝经

大敦拇指三毛聚，行间骨尖动脉注。
节后有络连五会，太冲节后二寸遇。
中封内踝前一寸，贴着大筋后陷见。
蠡沟踝上五寸候，上直中都下复溜。
中都上取阴陵泉，折中下取内踝尖。
膝关犊鼻下二寸，曲泉纹头两筋兼。
阴包四寸膝膑上，内廉筋间穴可金。
五里气冲下三寸，向内半寸阴股瞻。
阴廉穴在羊矢下，气冲相去二寸鳟。
羊矢气冲旁一寸，股内横纹有核见。
章门脐上二寸量，横取六寸季肋端。
期门乳根外寸半，直下半寸二肋详。

督脉

龈交唇内龈缝乡，兑端正在唇上腄。

---

① 阴：疑误，据文义当作"阳"。

水沟鼻下沟内索，素髎宜向鼻端详。

头形北高而南下，先以前后发际量。

分为一尺有二寸，发上五分神庭场。

庭上五分上星位，囟会星上一寸强。

上至前顶一寸半，旋毛百会居中央。

神聪百会四面取，各取一寸穴之方。

后顶强间脑户三，相去寸半共一般。

后发五分定哑门，门上五分风府停。

大椎在上下尾骶，分为二十一椎也。

椎是骨接高处真，陷中无骨穴可寻。

上之七椎用法折，每节一寸四分列。

总计七椎数之的，九寸八分分七节。

折量自有《灵枢经》，请君详看《骨度篇》。

大椎第一节上安，二椎陶道身柱三。

神道灵台至阳穴，第五六七椎下列。

筋缩第九椎下住，脊中接脊十一二。

悬枢命门十三四，阳关十六椎下次。

二十一椎腰俞挤，更有长强居尾骶。

十四椎节与脐平，中之七节端可详。

此下乃为下七节，奇分俱在下椎截。

任脉俞穴

会阴正在两阴间，曲骨脐下毛际安。

中极脐下四寸取，石门二寸关元三。

气海脐下一寸半，阴交脐下一寸放。

分明脐中号神阙，水分脐上一寸列。

下脘建里中上脘，各各一寸为君说。

巨阙上脘一寸半，鸠尾蔽骨五分断。

中庭膻中寸六分，膻中两乳中间存。

玉堂紫宫及华盖，相去各一寸六分。

华盖玑下一寸量，璇玑突下一寸当。

天突结下宛宛内，廉泉颐下骨尖旁。

承浆唇前颐棱下，任脉俞穴终此章。

或曰：诸穴相去尺寸，针灸家多屈男左女右中指中节两横纹尖为一寸，折量周身之穴，果合经欤否欤？

曰：天有三百六十五度，人身孔穴上应天度，亦有三百六十五穴，穴俞相去远近而以中指中节横纹为寸，不思人有身长指短者，有指长身短者，以此为准，宁无误耶？《灵枢·骨度》言：人之周身孔穴，各有定寸，如头之大骨，围二尺六寸，发所覆者，颅至项一尺二寸，前发际至百会五寸，后发际至百会七寸。头形北高南下，显然不同，折量令人散发分归左右，用篾自前发际量至后发际，不拘头之大小，折作一尺二寸，则穴穴各有攸当，发际不明，取眉心直上，量至大椎穴上，折作一尺八寸也。今取百会穴者，云在顶上旋毛中，而旋有正有偏，又取前后发际及两耳尖上折中，殊不思五寸七寸多寡不同，岂能以此为准则哉？发以下至颐长一尺，耳后当完骨广九寸，耳前当耳门广一尺三寸，两颧之间相去七寸，两髀之间广六寸半，足长一尺二寸，广四寸半，胸围四尺五寸，腰围四尺二寸，结喉下至缺盆中长四寸，缺盆下至髑骬长九寸，髑骬下至天枢长八寸，天枢下至横骨长六寸半，横骨上廉下至内辅上廉长一尺八寸，内辅上廉下至下廉长三寸半，内辅下廉下至内踝长一尺三寸，内踝下至地长三寸，膝腘下至跗属长一尺六寸，跗属下至地长三寸，角以下至柱骨长一尺，行腋中不见者长四寸，腋下至季胁长一尺二寸，季胁下至髀枢长六寸，髀枢下至膝中长一尺九寸，膝下至外踝长一尺六寸，外踝下至京骨长三寸，京骨下至地长一寸，背部大椎至尾骶共二十一节，折作三尺，每节得一寸四分，奇分俱剩在下七节也，横寸约取背中脊骨作一寸横开，腹部两乳之间折为八寸，横寸准此，心蔽骨下至脐中七寸，无蔽骨，取心歧骨下至脐中作七寸，直寸准此，脐下用直寸量之。手部中指末至本节四寸半，本节至腕四寸，腕至肘一尺二寸半，肘至肩一尺七寸，可见俗以中指中节为一寸者，误矣！此所谓同身寸也，无问汤之七尺，文王九尺，曾交九尺四寸，肥瘦侏儒，俱准《灵枢》所定尺寸，折量孔穴，不惟"同身"二字明白无疑，而古今固可以同之也。奈何时人厌繁喜简，不读《灵枢》，徒使患者无辜而受炮烙之苦，忍哉！

经穴起止歌

手肺少商中府起，大肠商阳迎香主。
足胃厉兑头维三，脾部隐白大包参。
膀胱睛明至阴位，肾经涌泉俞府住。
心包中冲天池随，三焦关冲耳门推。
胆家窍阴瞳子髎，肝经大敦期门绍。
手心少冲极泉来，小肠少泽听宫罢。

十二经穴始终歌，学者铭于肺腑照。

十二经纳支干歌

肺寅大卯胃辰宫，脾巳心午小未中。
申膀酉肾心包戌，亥三子胆丑肝通。
此是经脉流注序，君当记取在心胸。
甲胆乙肝丙小肠，丁心戊胃己脾乡。
庚属大肠辛属肺，壬属膀胱癸肾藏。
三焦亦向壬中寄，包络同归入癸方。

天心十一穴歌

三里内庭穴，曲池合谷接。
环跳与阳陵，通里并列缺。
委中配承山，下至昆仑穴。
合担用法担，合截用法截。
此法人不知，金锁通关节。

【机按】他家又添太冲，作"十二穴"，去阳陵加阳辅。截者，截穴，用一穴也。担者，两穴，或手与足两穴，或两手两足各一穴也。一说：右手提引谓之担，左手推按谓之截，担则气来，截则气去，所解无定见者，法不经见，故诸家各以己意而释之也。

经脉交会八穴歌

公孙冲脉胃心胸，内关阴维下总同。

临泣胆经连带脉，阳维目锐外关逢。

后溪督脉内眦颈，申脉阳跷络亦通。

列缺肺任行肺系，阴跷照海隔喉咙。

八会歌热病在内者，各随其所属而取之会也

八脉始终连八会，府会太仓中脘内。

脏会季肋是章门，骨杼血膈骨会大杼，血会膈俞都在背。

气会三焦在膻中，筋会阳陵居膝外。

髓会绝骨脉大渊脉会大渊，学者当知其所在。

十二经见证歌

肺经多气而少血，是动因气动也则病喘与咳。

肺胀膨膨缺盆痛，两手交督为臂厥。

所生病者不因气动为气嗽，喘渴烦心胸满结。

臑臂之内前廉痛，小便频数掌中热。

气虚肩背痛而寒①，气盛亦疼风汗出。

欠伸少气不足息，遗矢无度溺变别。

---

① 寒：原无，据文渊阁本补。

大肠气盛血亦盛，是动颊肿并齿病。
所生病者为鼻衄，目痛口干喉痹候。
大指次指用为难，肩前臑外痛相参。

胃经多气复多血，是动欠伸面颜黑。
凄凄恶寒畏见人，忽闻木音心震慑。
登高而歌弃衣走，甚则腹胀气贲狂。
凡此诸疾骭厥竭，所生病者狂疟说。
湿温汗出鼻血流，口祸唇胗喉痹结。
膝膑疼痛腹胀兼，气膺伏兔骭外廉，
足跗中趾俱痛彻，有余消谷溺黄色。
不足身前寒振栗，胃房胀满不消食。
气盛身前热似蒸，此是胃经之病真。

脾经气盛而血衰，是动其病气所为。
食入即吐胃脘痛，更兼身体痛难移。
腹胀善噫舌本强，得食与气快然衰。
所生病者舌肿痛，体重不食亦如之。
烦心心下仍急痛，泄水溏瘕寒疟随。
不卧强立股膝肿，疸发身黄大指痿。

心经多气少血宫，是动心脾痛难任。
渴欲饮水咽干燥，所生胁痛目如金。
胁臂之内后廉痛，掌中有热向经寻。

小肠气少还多血，是动则病痛咽嗌。

颔下肿兮不可顾，肩似拔兮臑似折。
所生病主肩臑痛，耳聋目黄肿腮颊。
肘臂之外后廉痛，部分尤当细分别。

膀胱血多气犹少，是动头疼不可当。
项似拔兮腰似折，髀强痛彻脊中央。
腘如结兮腨如裂，是为踝厥筋乃伤①。
所主疟痔小②指废，头囟项痛目色黄。
腰尻腘脚疼连背，泪流鼻衄及癫③狂。

肾经多气而少血，是动病饥不欲食④。
喘嗽唾血喉中鸣⑤，坐而欲起面如垢。
目视䀮䀮气不足，心悬如饥常惕惕⑥。
所生病者为舌干，口热咽痛气贲促⑦。
股内后廉并脊疼，心肠烦痛疸而澼。
痿厥嗜卧体怠惰，足下热痛皆肾⑧厥。

心包少气原多血，是动则病手心热。
肘臂挛急腋下肿，甚则胸胁支满结。

───────────────

① 乃伤：原无，据文渊阁本补。
② 所主疟痔小：原无，据文渊阁本补。
③ 背……癫：此7字原脱，文渊阁本补。
④ 食：原无，据文渊阁本补。
⑤ 喘……鸣：此7字原脱，据文渊阁本补。
⑥ 心……惕：此7字原脱，据文渊阁本补。
⑦ 促：原无，据文渊阁本补。
⑧ 肾：《灵枢·经脉》作"骨"。

心中澹澹或大动，喜笑目黄面赤色。

所生病者为烦心，心痛掌中热之疾。

三焦少血还多气，是动耳鸣喉肿痹。

所生病者汗自出，耳后痛兼目锐眦。

肩臑肘臂外眦疼，小指次指亦如废。

胆经多气而少血，是动口苦善太息。

心胁疼痛难转移，面尘足热体无泽。

所生头痛连锐眦，缺盆肿痛并两腋。

马刀挟瘿生两旁，汗出振寒痎疟疾。

胸胁髀膝至跗骨，绝骨踝痛及诸节。

肝经血多气少方，是动腰疼俯仰难。

男疝女人少腹肿，面尘脱色及咽干。

所生病者为胸满，呕吐洞泄小便难。

或时遗溺并狐疝，临症还须仔细看。

【机按】经言十二经是动及所生诸病，虚则补之，实则泻之，热则疾之，寒则留之，陷下则灸之，不盛不虚，以经取之。盛者，寸口大三倍于人迎；虚者，寸口反小于人迎也。兹集切脉观色数条于前，继集诸经病症数条于后，盖欲学人备举兼尽，庶不陷于一偏，免致杀人于无知无识，阴谴之报，或可以少逭也。

十二经井荥俞经合歌

少商鱼际与太渊，经渠尺泽肺相连。

商阳二三间合谷，阳溪曲池大肠原。

少冲少府属于心，神门灵道少海寻。
少泽前谷后溪腕，阳谷小海小肠经。
大敦行间太冲看，中封曲泉属于肝。
窍阴侠溪临泣胆，丘墟阳辅阳陵泉。
隐白大都太白脾，商丘阴陵切要知。
涌泉然谷太溪穴，复溜阴谷肾之经。
厉兑内庭陷谷胃，冲阳解溪三里随。
至阴通谷束京骨，昆仑委中是膀胱。
中冲劳宫心包络，大陵间使曲泽传。
关冲液门中渚穴，阳池支沟天井源。
此是三焦经穴俞，号曰流注五行全。

禁针穴歌

禁针穴道要先明，脑户囟会及神庭。
络却玉枕角孙穴，颅息承泣随承灵。
神道灵台膻中忌，水分神阙并会阴。
横骨气冲手五里，箕门承筋并青灵。
更加臂上三阳络，二十二穴不可针。
孕妇不宜针合谷，三阴交内亦同伦。
石门针灸应须忌，女子终身无妊娠。
外有云门并鸠尾，缺盆客主人莫深。
肩井针时令闷倒，三里急补命还平。

禁灸穴歌

禁灸之穴四十五，承光哑门并风府。

天柱素髎临泣上，睛明攒竹迎香数。

禾髎颧髎丝竹空，头维下关与脊中。

肩贞心俞白环俞，天髎人迎共乳中。

周荣渊腋并鸠尾，腹哀少商鱼际同。

经渠天府中冲位，阳关阳池地五会。

隐白漏谷阴陵泉，条口犊鼻并阴市。

伏兔髀关及委中，殷门申脉承扶忌。

重解虚则补之四句

【机按】《难经》所解，义犹未悉，且举心言之。经文"虚实"字，指虚邪、实邪言，非心之虚实也。假如从心之后来者，为虚邪，虚邪伤心当补。然心之后肝，肝为心之母也，从心之前来者为实邪，实邪伤心当泻。然心之前脾，脾为心之子也。举此一例，从心所胜来者为微邪。微邪，金也，微邪伤心亦当补。从心所不胜来者为贼邪。贼邪，水也，贼邪伤心亦当泻。可见肝肺同一虚邪而当补，脾肾同一实邪而当泻。至于心之正邪，火也，心病于火，乃本经自病，既非他经之虚邪来伤，亦非他经之实邪来袭，是以不须补泻他经，只就本经之虚实以补泻也。故曰不虚不实，以经取之。不虚不实，亦指虚邪、实邪言。如此分解，其义方尽。可将此连前后数篇观之，则可见矣。